NILTON BONDER

Cabala e a arte de apropriação do sexo

Apropriando a libido, a intimidade, o gênero e a nubilidade

Rocco

Copyright © 2021 by Nilton Bonder

Ilustrações em colagem capa e miolo:
MARCIA ALBUQUERQUE

Direitos desta edição reservados à
EDITORA ROCCO LTDA.
Rua Evaristo da Veiga, 65 – 11º andar
Passeio Corporate – Torre 1
20031-040 – Rio de Janeiro – RJ
Tel.: (21) 3525-2000 – Fax: (21) 3525-2001
rocco@rocco.com.br
www.rocco.com.br

Printed in Brazil/Impresso no Brasil

Preparação de originais
NATALIE DE ARAÚJO LIMA

CIP-Brasil. Catalogação na publicação.
Sindicato Nacional dos Editores de Livros, RJ.

B694c   Bonder, Nilton, 1957-
Cabala e a arte de apropriação do sexo :
apropriando a libido, a intimidade, o gênero e a
nubilidade / Nilton Bonder ; [ilustração Marcia
Albuquerque]. – 1. ed. – Rio de Janeiro : Rocco, 2021.
il.   (Reflexos e refrações ; 4)

ISBN 978-65-5532-072-5
ISBN 978-65-5595-047-2 (ebook)

1. Sexo - Aspectos religiosos - Judaísmo. 2.
Cabala. 3. Bem-estar. 4. Técnicas de autoajuda.
I. Albuquerque, Marcia. II. Título.

20-68479   CDD: 202.12
                             CDU: 26:(141.331.5:57.017.4)

Camila Donis Hartmann – Bibliotecária – CRB-7/6472

Impressão e Acabamento: Gráfica e Editora Cruzado

Eros está em tudo; é o que dá liga a tudo.

(JOHN UPDIKE)

Três coisas nesse mundo se assemelham ao mundo dos Céus: o shabat, o brilho do sol e o uso da cama.

(TALMUDE)

SUMÁRIO

INTRODUÇÃO.. 7

I
Cabala e a Apropriação
O pilar central da Árvore 12
Personificação – Não é bom estar só 14
Sexo – A coadjuvação do outro 16
Febres e flores 18

II
Apropriação
Febre física – Apropriando a libido
(*Um sendo um*) 23
Floração emocional – Apropriando a intimidade
(*Você no outro*) 39
Floração intelectual – Apropriando o gênero
(*O outro em você*) 51
Febre espiritual – Apropriando a nubilidade
(*Um virando um*) 65

III
Perversões e Pornografias
Frieza física – Perversões da libido
(*Abuso*) 87
Defloração emocional – Pornografias da intimidade
(*Assédio*) 95

Defloração intelectual – Pornografias do gênero
(*Fetiche*)... 101

Frieza espiritual – Perversões da nubilidade
(*Promiscuidade*).. 113

APÊNDICE 119

INTRODUÇÃO

Abordar o tema do sexo é um desafio viril. Em nossos dias, o sexo alavanca profundas modificações no pensamento humano. Não são meras modificações de comportamento, mas de olhar e de fundamentos. Abordar um tema em transformação, em pleno brotar de nova epistemologia, nos expõe a riscos. Riscos que são, ao mesmo tempo, condimento essencial a qualquer excitação.

É importante salientar que este não se trata de um livro sobre sexualidade, mas sobre sexo, algo anterior à sexualidade. Depois de constatado o fato de que existimos, o sexo é o elemento mais categórico de nosso corpo. Por corpo entenda-se a personificação de um indivíduo, algo anterior a identidades culturais, doutrinas ou classificações.

Para cada pessoa, sexo é um elemento do corpo, de como alguém veio ao mundo, de sua nudez e seu talhe. Você poderá se contrapor a ele ou buscar modificá-lo em outra identidade sexual, caso ela se mostre mais adequada. Para tal, porém, terá que esculpir-se a partir desta determinação e destino.

Assim sendo, o sexo é binário. A sexualidade não o é, mas o sexo se estabelece em dois padrões. E foi à condição binária que a sociedade aplicou distintas propriedades inerentes à essência de "dois". "Dois" é algo que pode suscitar disputa ou prevalência – quem fica em cima e quem fica em baixo. Também pode, por força de sua multiplicidade – ainda que restrita –, provocar gosto pela diversidade; ou ainda fomentar as virtudes das relações do tipo eu-tu. Sim, o binário se presta a muitas políticas.

No terreno da sexualidade, o binário é hoje um paradigma questionado. Em nossa incursão pelo sexo, porém, ele será um padrão fundamental. Essa duplicidade por encaixe não será evitada ou relativizada e, espero, também não politizada.

Há no encaixe dos sexos um movimento evolutivo do passado que nos interessa. Não tanto pelo que ele determina, até porque a evolução é incompatível com a noção de imutável, mas para o que aponta. Sexo é corpo e sexo é encaixe.

E o que será que indica e qual será o objetivo desse "divino" ato mutante de imaginar corpos complementares? Por que quis o sexo promover a criação de corpos acessórios, secundários um ao outro? Que impacto essa natureza mútua e conexa exerce sobre a noção de existência e o senso corporal?

Esse olhar dirigido ao sexo, repercutindo questões da sexualidade e de Eros, é o que abordaremos adiante. E o faremos por meio de um ambiente sistêmico próprio desta série, visando avançar no entendimento sobre o tema.

I
CABALA E A APROPRIAÇÃO

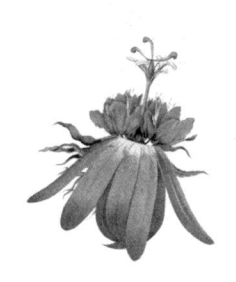

rift

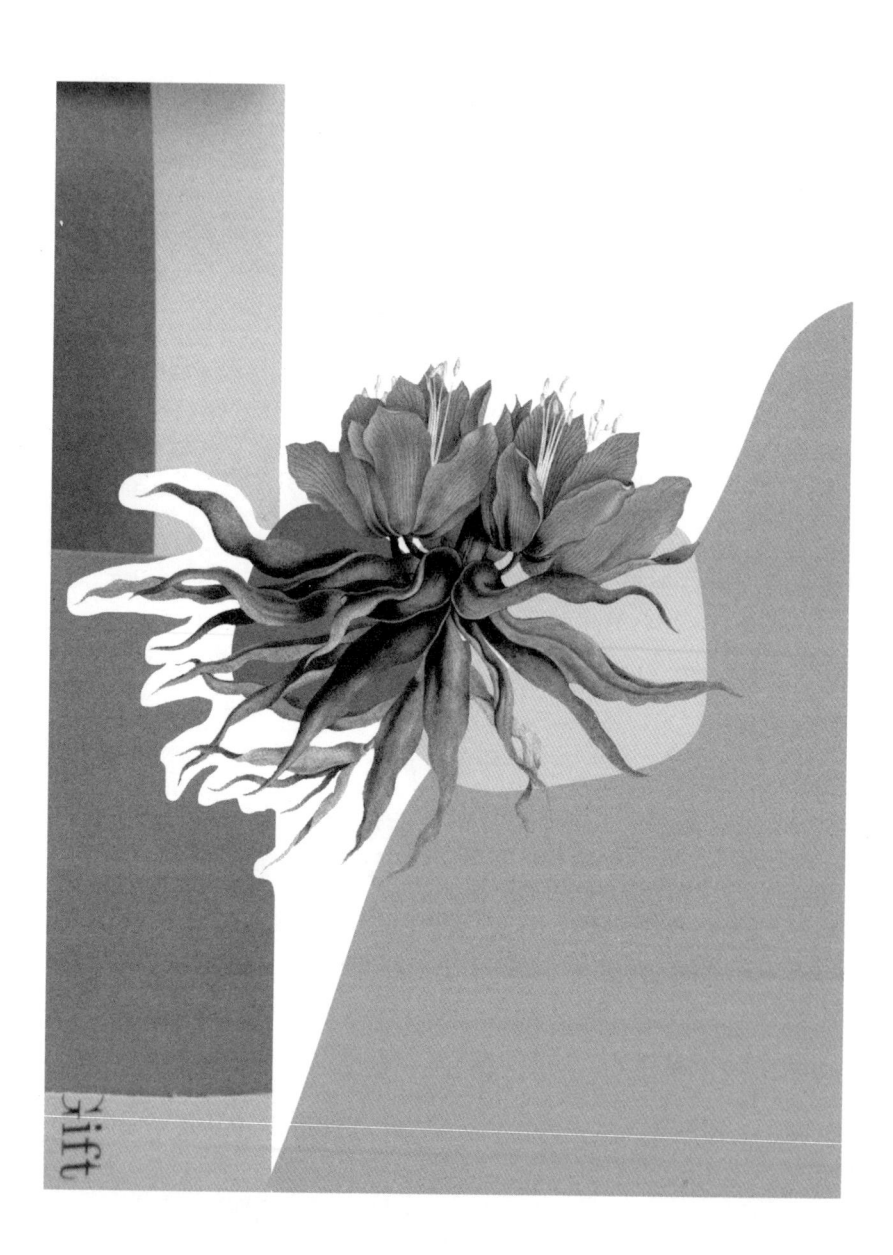

Excetuando-se a experiência de "ser", de existir, o sexo é o aspecto identitário mais importante de um indivíduo. A identidade diz respeito àquilo que se é, e se constitui majoritariamente de fatores alheios à escolha de alguém. Assim como não se é consultado para nascer (ou morrer), também são compulsórios o sexo (não me refiro ao gênero!) e a família onde se nasce. Estas três identidades involuntárias – o ser, o sexo e a família – predominarão em nossas vidas e nos oferecerão autonomia tão somente na medida em que nos apropriarmos delas.

O ser, o sexo e a família serão temas recorrentes justamente porque não é possível viver sem que deles nos apropriemos. Por um lado, apropriar-se significa apossar-se; por outro, significa ajustar-se para que certos aspectos possam ser personalizados e customizados. Não há como assenhorear-nos de nossa existência se esta não estiver adequada ou harmonizada a quem realmente somos.

Vemos que os complementos nominais dos títulos desta série *Reflexos e refrações* são de extrema importância. Cabe a eles adjetivar e dar o posicionamento sistêmico a cada um dos temas abordados. Os recursos que permitem lidar com o risco, a cura, a alegria e o sexo são, respectivamente, a manutenção, o tratamento, a preservação e a apropriação.

No caso do sexo, porém, deveria causar estranhamento que um tema tão comprometido com trocas e relações, abrangendo a busca por parceiros e desejos de acoplar-se, possa ser caracterizado pelo ato de apropriar-se. Seria mais esperado que estivesse na esfera do vínculo e da interação com o outro. Essa será uma vertente importante em nosso olhar para a sexualidade, retirando-a do lugar dos afetos (tema de outro livro desta série) e localizando-a na interioridade do próprio indivíduo. Os afetos estão para as entregas, assim como o sexo está para a afirmação da autonomia.

O PILAR CENTRAL DA ÁRVORE

No livro sobre a alegria abordamos a coluna do meio. Ela é composta de alegria, sexualidade e poder (ambição), disposições que revelam características pessoais e interiores. O sexo corresponde ao atributo de *Iessod*, como posicionado na gravura ao lado.

Neste quarto livro já dispomos de elementos suficientes para utilizar o sistema completo da Árvore.

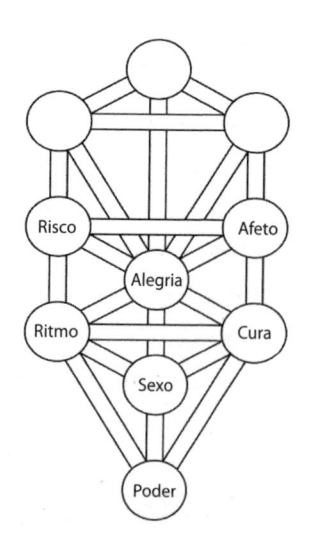

Os elementos centrais da entidade-árvore são a raiz (poder), a flor (sexo) e o fruto (alegria). Na lateral esquerda seus elementos são o caule e os galhos, e, na direita, a seiva e as folhas. De um lado estão os elementos estruturais, de outro, os que energizam o sistema.

Os elementos centrais não interagem com o meio externo, mas tão somente com a estrutura existencial da Árvore. Cabe a eles permitir que a entidade experimente ser uma pessoa única. Suas raízes são sua "pessoalidade": elas interagem com o sexo (flor) e a alegria (fruto) produzindo Eros, a força animadora de sua essência. Esse mesmo sistema que possibilita a sensação de existência tem, ao mesmo tempo, a potência de gerar outro indivíduo. Assim, vemos que existir e gerar fazem parte de um mesmo conjunto, que interliga a experiência e a função do organismo. De um ponto de vista sistêmico, a coluna central compreende a função existencial; o lado esquerdo, a função estrutural; e o direito, os nutrientes e a luz, a função do sustento.

Para o tema deste livro, o mais importante é ressaltar que a coluna do meio responde pela personificação da entidade. Nela estão as funções vitais de experimentar o viver e de reproduzir-se.

A raiz se expressa pela vontade, o sexo pelo desejo e a alegria pela satisfação, compondo assim o sistema pessoal da vida. Esses três elementos intransferíveis constituem a identidade de um ser. Sem que haja vontade, desejo e/ou satisfação, uma pessoa não consegue apoderar-se de si mesma. E o sexo é o elemento central desse complexo de empoderamentos e de apropriações de si.

Não vamos nos ater à questão filosófica sobre a relação entre a vida e a procriação, mas vale registrar que a apropriação de um indivíduo pertence a esse conjunto de funções que conecta a vida de uma entidade com a vida de sua descendência.

PERSONIFICAÇÃO – NÃO É BOM ESTAR SÓ

Vamos retornar à estranha afirmação já mencionada: de que o sexo diz respeito a si e não ao outro ou à relação com o outro. Em boa medida, o estranhamento que tal afirmação pode causar se deve à cultura humana, que estabeleceu uma conexão direta entre sexo e afeto, trazendo ambiguidades e confundindo as duas áreas.

Todo elemento da coluna central é uma disposição interna, sua natureza faz com que o ser atenda a si próprio. Dessa forma, em todas as suas manifestações – no anseio (poder), no desejo (sexo) e no contentamento (alegria) –, Eros representará sempre o epicentro do indivíduo. Seria um equívoco tratar um elemento da coluna do centro como relacional ao mundo ou, mais particularmente, na relação com um outro. Em outras palavras, sexo é sobre si mesmo e não um assunto relativo a um parceiro ou a um casal.

O texto bíblico é preciso ao apontar essa diferença existencial dos humanos em relação a outras espécies. Enquanto a sexualidade de outros animais é apropriada por mutualismo, ou seja, por uma associação na qual ambos são beneficiados, resultando uma dependência mútua, para o ser humano "eros" é um anseio nostálgico, metabiológico.

No Gênesis há uma sentença que elabora essa condição: "E disse Deus: Não é bom que o humano esteja só, far-lhe--ei uma ajudadora consorte para si" (2,18). Isso significa que a criação humana não se completa até que, para além de seu aparato biológico, nela seja insuflada a condição de "não ser bom estar só". Essa nostalgia do outro é um elemento inerente, derivado do que o texto qualificou como a "própria imagem e semelhança do Criador". A criatura não é semelhante ao Criador por qualquer faculdade animal, nem mesmo a inteligência. Somos similares, em dimensões infinitamente distintas, pelo fato de que para ambos – Criador e criaturas – não é bom estar só. Aliás, pelo Gênesis, a única inferência que se pode fazer sobre o Criador é seu desejo inicial de não querer estar só. Criar é uma saudade interna que não é necessariamente provocada a partir da ânsia por algo externo. Encravada na matéria humana há o desgosto por se estar só. Na sexualidade, Eros responde por tal nostalgia.

O sexo é a apropriação desta nostalgia identitária que os humanos possuem. Nessa condição, o outro não é algo ou alguém que surge a partir do interesse, como no mutualismo animal. E o outro também não pode ser experimentado como um objeto porque isso não atenderia a saudade de "não estar só". Ao mesmo tempo, o outro é definitivamente um coadjuvante.

O sexo é pessoal, irrigado pelo erótico desejo por "um outro", desejo esse que não se sacia no outro ou com o outro, mas atendendo o imperativo de mitigar tal solidão.

SEXO - A COADJUVAÇÃO DO OUTRO

O sexo nos personifica, permitindo que nos apropriemos de nós mesmos. Sua força é emanada da natureza solitária, que busca um coadjuvante. A função dessa condição secundária, a do consorte, não tem a ver com preterir ou tratar o outro como inferior, mas apenas com o fato de que o desejo por esse outro tem origem na ânsia entalhada no próprio indivíduo. O outro, dessa forma, é a possibilidade de um encontro maior consigo mesmo.

A autonomia e o senso de liberdade dependem diretamente de três elementos centrais: a ambição, a sexualidade e a alegria. Se os três estiverem saudáveis, independentemente de qualquer circunstância, haverá liberdade e estará resguardada a força vital da libido. É nesse sentido, portanto, que podemos afirmar que a libido depende não do outro, mas tão somente da falta interna de um outro.

No tratamento do "afeto" em outro livro desta série, abordamos o significado de "não ser bom estar só" pela ótica das emoções. Nessa outra localização sistêmica, essa sim de natureza relacional, o eixo de interesses estará voltado ao mundo e ao outro. A coluna central, entretanto, não se expressa por emoções, mas por disposições. As emoções simpatizam e empatizam, as disposições personificam. E em cada uma dessas duas instâncias a liberdade é experimentada de forma distinta.

No mundo relacional das emoções ganhamos autonomia quando ficamos livres ou nos tornamos independentes de algo ou de alguém; no mundo das disposições, porém, somos livres não de algo, mas para *fazer* algo. A realização desta autonomia é obtida pelo acolhimento de algum desejo profundo. A pessoa do "outro" não é o foco da esfera erótica, mas sua ausência. É por sua busca, mais do que por posse ou presença, que se manifesta o desejo. A liberdade para atender a essa nostalgia é fundamental na estruturação humana e na percepção da própria existência.

Estamos no modelo sistêmico próprio à coluna central, e ele se caracteriza por uma relação do tipo 1, 2, 2, 1: a dimensão física da sexualidade (1) se tipifica pela busca de tornar-se um a partir de outro (um sendo um), e a dimensão espiritual (1) se define pela "nubilidade", que é a disposição às núpcias ou o clamor por se juntar a um parceiro (um virando um). Da mesma forma, a esfera emocional se manifesta através da intimidade (2), e a intelectual por meio do gênero (2), ambas produzindo uma aproximação máxima de alguém consigo mesmo.

Intimidade e gênero são elementos da sexualidade determinados pela relação com o outro, mas que curiosamente aproximam um ser humano de si mesmo, não do outro.

Retornaremos à questão mais adiante. O importante é entender, de um ponto de vista sistêmico, que a sexualidade aproxima um ser de si mesmo, por mais que sua realização aconteça na busca por um outro e com o objetivo de aplacar uma solidão que não é boa.

Vamos explorar o significado de "você no outro" – de um se aproximar de si por via da intimidade com outro – e do "outro em você" – de encontrar definições pessoais de gênero através da carga identitária do outro pela via da aventura da "acoplagem".

FEBRES E FLORES

A coluna central da Árvore da Vida compreende o que chamamos de Eros, que se manifesta através da ambição, da sexualidade e da alegria, disposições sentidas pela personificação e pelos prazeres. E cabe ao sexo oferecer a mais aguda sensação que alguém tenha de habitar a si mesmo, experiência essa que nos enche de vida.

Na sexualidade, Eros expressa sua passionalidade por meio de dois campos: os prazeres e os alvoroços. Os prazeres atendem à libido e à nubilidade, os alvoroços à intimidade e ao gênero.

O prazer é a exteriorização física da apropriação de si mesmo por meio de uma torrente energética que aprofunda e refina a habilidade do ser. Resultado de contrações musculares, o prazer desperta potências latentes de acoplagem entre a vida e a capacidade de reproduzir vida. Note-se que do acesso profundo a si mesmo é que se deflagram os processos de gerar e gestar, próprios da sexualidade.

Os prazeres são febres – espasmos de contração muscular que emitem calor e tremores. Já os alvoroços são exteriorizações de harmonias e adequações profundas. Não são viços ou energias, como os prazeres, mas estéticas e consonâncias. Este aspecto enamorado de Eros atende a função das atrações e das acoplagens. Além do arsenal da gratificação física, o prazer, Eros dispõe de recursos para atrair por via do arrebatamento e do fascínio passional. Os alvoroços são flores – exuberâncias que irrompem emanando cores, aparências e exalações.

Na sexualidade, Eros se faz representar pelos prazeres que gozam em febres e pelos alvoroços que atraem em flores. Ambos são encarregados da função de conectar e relacionar a raiz ao seu fruto – o ser à sua progenitura.

Façamos um tour pelas febres e pelas flores da sexualidade. As febres da libido física e da nubilidade espiritual, e as flores da intimidade emocional e do gênero intelectual.

II
APROPRIAÇÃO

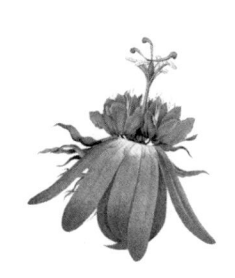

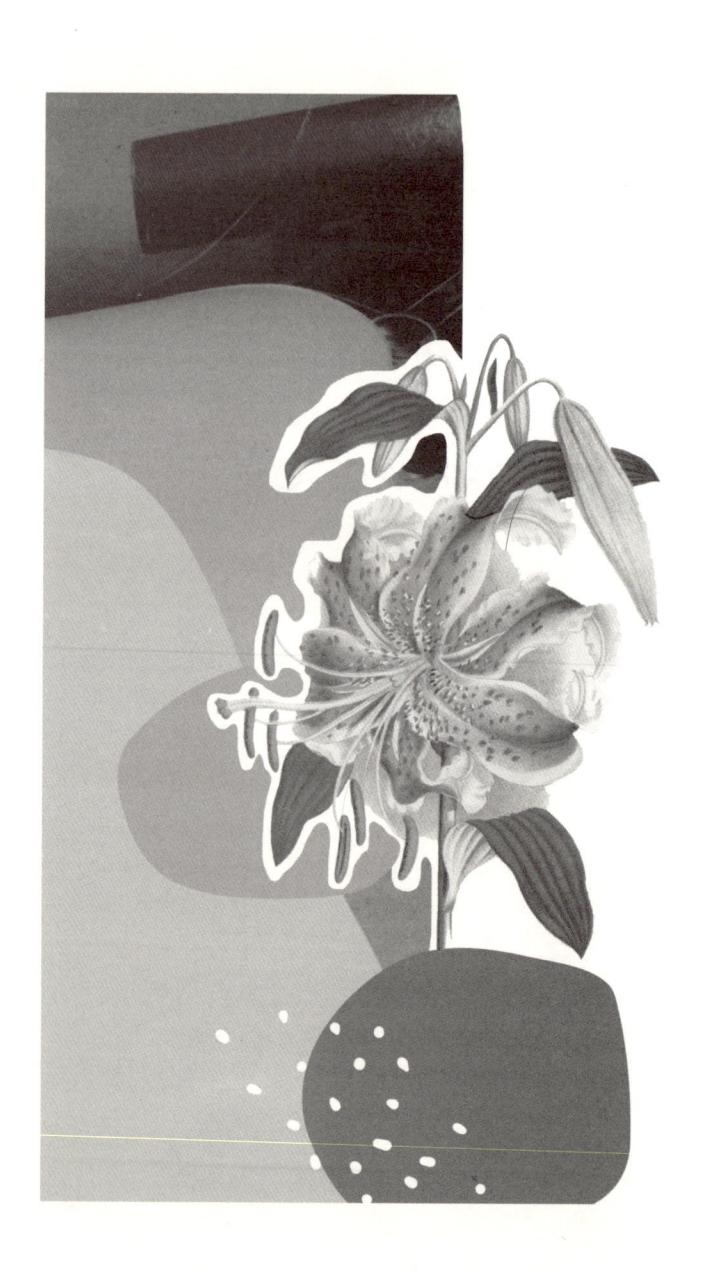

Febre física
APROPRIANDO A LIBIDO

(Um sendo um)

Todas as noites um mestre reunia seus discípulos e contava-lhes histórias. Certa vez, um dos discípulos questionou o mestre: "Venerável mestre, não consigo compreender as metáforas de suas histórias. Por que não pode revelar seu significado?" Em vez de responder, o mestre pegou um pêssego e ofereceu ao discípulo, que, comovido com o gesto, aceitou. O mestre então disse: "Como prova de meu afeto, gostaria de descascar o pêssego para você." Honrado, o discípulo fez sinal com a cabeça, concordando com a gentileza. Foi aí que o mestre falou: "Já que estou com a faca na mão, se desejar posso cortar o pêssego em pedaços menores, o que lhe facilitará comê-lo." O discípulo acedeu: "Se não for abusar de sua generosidade..."

Foi aí que o mestre acrescentou: "De forma alguma, e se me permitir posso mastigar

> os pedaços de pêssego antes de entregá-
> -los!" Surpreso, o discípulo se voltou ao
> mestre, esboçando resistência. O mestre
> colocou o pêssego inteiro na mão do dis-
> cípulo e lhe disse: "Explicar o sentido dos
> contos é oferecer uma fruta mastigada!"

A febre física do sexo está diretamente relacionada ao corpo. E o corpo se excita por meio de dois recursos principais: o toque e o olhar. Ambos disponibilizam um prazer que pode ser considerado autônomo, conforme explicaremos a seguir.

O toque é a experiência pessoal de interagir com um outro, alguém também sensitivo e autônomo. O protagonismo neural e muscular, a febre, permanece o tempo todo com quem tem a experiência sensorial. As áreas erógenas são as que melhor detectam o encontro com esse outro, sem que com isso a experiência perca seu caráter pessoal. É assim que o toque possui um prazer autônomo, que por sua vez é concedido pelo cérebro.

O mesmo ocorre com os olhos, pois também eles gozam de um prazer próprio. Uma pessoa bonita, uma bela cena ou um visual harmônico geram prazer independente aos olhos. Ficamos arrebatados à primeira vista ou "comemos com os olhos" porque são eles os órgãos da libido, dessa energia volitiva que permite "um ser um". Trata-se de uma potência de apropriação de si mesmo que gera profundo bem-estar.

Nossa história aponta, porém, que o eixo de tal experiência é a própria entidade. Qualquer tentativa de evitar expor a si mesmo em sua própria essência presencial interfere na possibilidade dessa "febre". E isso o mestre mostra com o "pêssego mastigado".

Todos sabemos que o viço e a degustação do fruto ficarão com quem o mastigar. Não há como ter essa experiência de apropriação se outro alguém a experimenta por você. Quando se transfere esse protagonismo ao outro, não se pode alcançar o gozo libidinal que usufrui de "um sendo um".

Há uma diferença importante entre experiências de autoerotismo como a masturbação ou o voyeurismo e a pornografia. Muitas práticas podem despertar o erotismo, mas elas devem ser conduzidas pela pessoalidade que as experimenta. A pornografia é exatamente o pêssego mastigado por outro. Não apenas pela objetificação dos atores eróticos, mas porque a narrativa é determinada por um outro que não só realiza a ação, mas que também protagoniza o entendimento sensorial e cultural dessa experiência.

Como o "pêssego mastigado", pornografia reproduz experiências sensoriais de prazer, mas não permite a experiência de "um sendo um". Essa experiência só é possível se você for o ator e o protagonista dessa volição.

Características da febre

> Rabi Samuel disse: "A expressão: 'E eis que era bom!' (Gen 1) [que diz o Criador ao final de cada dia da Criação] se refere ao impulso ao bem; já a expressão: 'E eis que era muito bom!' (Gen 1,31) [falada apenas ao término do sexto dia da Criação], se refere ao impulso ao mal."
> Em seguida, ele perguntou: "Como entender que justamente o 'impulso ao mal' seja qualificado como 'muito bom'? A resposta é o reconhecimento, por parte das Escrituras, de que se não fosse pelo 'impulso ao mal', um homem não construiria uma casa, não se juntaria a uma mulher, não teria filhos e sequer perseveraria em seus negócios. Ou, como definiu o Rei Salomão, 'tais atividades só são possíveis graças à rivalidade com o vizinho'."
>
> Gen R 9,7

O impulso ao mal que é "muito bom" se refere à libido. Essa é a energia básica da vida que, como definida pelo Rei Salomão, tem características competitivas ("graças à rivalidade"). Tudo o que é competitivo promove a pessoa. Somos todos tomados por uma força que deseja impor-se ao mundo e cujos aspectos principais são nossas necessidades de sobrevivência e procriação.

O texto que citamos entrelaça, de forma acurada, temas pertencentes à fonte vital da coluna do centro da Árvore da Vida. A sexualidade está entre os extremos desta coluna – ambição (virilidade) e alegria (gozo). Trata-se de uma força de vida tão plena que potencializa a entidade viva e sua descendência. A libido satisfaz justamente porque permite os dois interesses básicos da existência avançarem: o ser em si e seu prolongar-se através da prole. Ela é uma forma de "bem-estar" que vai da raiz da árvore a seu fruto.

Na ausência de ímpetos competitivos, as qualidades cooperativas que respondem pelo "impulso ao bem" não são suficientes, pois os ímpetos representam o toque artístico da existência. Somos uma entidade, e esse fato pressupõe a existência de pele, interesses e pessoalidade. Essa afirmação pode soar estranha, mas sentir-se bem é algo que se depreende a partir de uma certa maldade – uma força viril na qual cada um se impõe.

Nesse sentido, estamos indo na contramão do que se imaginaria acerca dessa tal febre, que nas referências românticas parece apontar para o outro, o ser amado, como protagonista. Aqui, porém, Eros faz com que o ser se aproprie de si mesmo. Sendo "maus" (o que é "muito bom"), vivemos o êxtase involuntário de "um sendo um". A isso chamamos orgasmo, ou seja, o arrebatamento, o enlevo de realizar o próprio corpo e que, não por acaso, está relacionado a semear também uma nova vida. Somos nós mesmos quando nos apropriamos de nosso corpo e quando nos projetamos por meio de potenciais novos corpos.

MODELOS DE FEBRES

Há dois modelos básicos de febre: a masculina, que vamos denominar "fome", e a feminina, que trataremos por "apetite". Não estamos aqui abordando os elementos "macho" e "fêmea", aspectos estes próprios da acoplagem e que pertencem ao nível sistêmico emocional e intelectual, o qual analisaremos adiante.

Na esfera em questão, a febre é pessoal e seu foco é a apropriação de si através do outro. A associação da palavra "possuir" com a sexualidade provém de ser o sexo uma experiência de desfrute, de uso de si mesmo, não do outro. Acreditar no contrário é um equívoco frequente, em que o sexo é entendido como o ato de "possuir o outro". A ideia de "traçar", de "tomar" ou de "comer" o outro denota inadequações na capacidade de apropriar-se de si, de um ser um, e é ela a raiz de todos os abusos.

Não se trata de comer, mas do sentimento de fome ou de apetite. Comer é uma mera consequência dessa força original de Eros, de fomes e apetites. Vamos olhar esses modelos de febre nos quais a fome é o potencial de saciedade por clímax ou apogeu, e o apetite é a saciedade que se ramifica em vários êxtases.

Rabi Akiva desdenhava de pessoas que se deixavam seduzir pelo "impulso ao mal" [libido]. Certa vez, Satã apareceu diante dele no topo de uma tamareira disfarçado de uma mulher deslumbrante. Rabi Akiva agarrou-se ao tronco da tamareira e começou a trepar na árvore. Quando se encontrava no meio da subida, Satã retornou a sua figura original e liberou-o, dizendo: "Não tivessem proclamado dos céus: 'Larga de Akiva e de sua Torá', sua vida não valeria agora mais que dois centavos."

Kid 81b

Rabi Meir ridicularizava os que se deixavam dominar pela libido. Certa vez, Satã, dissimulado numa formosa mulher, apareceu-lhe na outra margem de um rio. Rabi Meir agarrou uma corda [estirando-a de margem a margem] e empreendeu sua travessia, braço a braço. Quando Rabi Meir chegou no meio do caminho, Satã retornou a sua própria forma e disse: "Não tivessem proclamado dos céus: 'Larga de Meir e de sua Torá', sua vida não valeria agora mais que dois centavos."

Kid 82a

> Algumas mulheres foram colocadas no mezanino da casa de Rabi Amram, o Devoto. Ao caminhar, uma delas fez com que a luz [de sua beleza] aparecesse por entre o chão do mezanino. De imediato, Rabi Amram tomou uma escada cujo peso demandaria dez homens para erguê-la, e começou a subir. Quando estava na metade da escada, forçou-se a parar e começou a gritar: "Fogo na casa de Rabi Amram! Fogo na casa de Rabi Amram!" Os discípulos acorreram e, diante da cena, disseram: "Você nos envergonha!". Porém, ele retrucou: "Melhor a vergonha nesse mundo do que no vindouro."
>
> Kid 81a

Essas histórias representam fomes tão profundas e inerentes à vida que nenhum rabino ou devoto consegue resistir a elas. Seja na imagem da fálica tamareira ao se "trepar na árvore", no "tesão da corda" que leva à outra margem ou na "ereção da escada" equivalente à virilidade de dez homens, todos os protagonistas, independentemente de serem castos ou eruditos, todos sucumbem à força da libido. Nos três casos aqui mencionados faz-se necessária uma intervenção externa para resistir a tamanha potência. Nas duas primeiras histórias, os protagonistas são contidos por intervenção dos céus. Na terceira, o próprio Rabi Amram vê-se obrigado a engendrar uma artimanha para que seus discípulos possam vir resgatá-lo.

Em todos os casos, vemos a febre explicitada na seguinte imagem: "Fogo na casa de Rabi Amram!" Ele arde, está febril, como os mestres das outras histórias. Inflamados por desvario e delírio, como se tomados por uma boa febre, avançam férvidos no desejo de saciar sua fome.

Importante, no entanto, destilar dessas histórias seu elemento erótico, que parece, à primeira vista, convergir para a lição moral da continência. Em todas as situações, os rabinos tentam desdenhar da grandeza de Eros e descobrem que este não pode ser dissociado da vida. Uma coisa é exercer escolhas e sublimar, outra é querer dissociar a vida de Eros. Via de regra, a moral busca separar Eros da vida a fim de isolá-lo, visando assim reprimi-lo. No entanto, a vida é gêmea de um impulso ao mal que é "muito bom!".

Vale destacar aqui a figura de Satã, cuja função não é perversa ou antagônica à vida, ao contrário, é a manifestação da força reverberante daquilo que é contraditório na vida. Ele é como a junção de um polo positivo e de um polo negativo. Juntos, ambos são capazes de gerar uma atração até então inexistente, que suscita seduções e magnetismos vitais. Satã é, enfim, um anjo, um efeito presente e participante do impulso à vida. Esse efeito de *Gestalt*, ora mau, ora muito bom, produz algo que é maior do que a soma das partes. E mesmo que possa produzir elementos "maus" nas relações morais, o excedente, maior que a soma, se faz imprescindível à vida. Eros, mais do que o gozo, é o magnetismo entre o "mau" e o "bom" capaz de produzir o afrodisíaco "muito bom!". A intensidade do "muito" é o aspecto febril aqui ilustrado por três rabinos famintos.

APETITES

Já o apetite é algo distinto. Ele não é a febre de uma fome comandada pelo estômago a ser preenchido, mas a febre orgânica e difusa gerida pelo cérebro. Seu prazer não depende de um volume específico que o ocupe para lhe saciar a fome, mas da virtualidade típica do cérebro, ensejando ubiquidade e multiplicidade.

Para ilustrar esse apetite de natureza feminina, vamos observar fragmentos do Cântico dos cânticos. Esse texto clássico sobre a febre do apetite erótico revela em seu próprio título o território de sua experiência como sendo um lugar virtual, um sítio não físico, que se manifesta no "dentro" – em uma canção dentro de outra canção, em um "cântico dos cânticos".

Essa linguagem denota um tipo de febre que não se satisfaz por preenchimento, mas no interior, no "dentro do dentro". É uma energia que se manifesta mais por aprofundamento do que por ocupação.

Eu sou a rosa de Sharon, o lírio dos vales. Qual o lírio entre os espinhos, tal é meu amor entre as filhas. (Cânticos 2,1)
Já entrei no meu jardim, colhi a minha mirra com a minha especiaria, comi o meu favo com o meu mel, bebi o meu vinho com o meu leite; comei, amigos, bebei abundantemente, ó amados. (Cânticos 5,1)
Estava adormecida, mas o meu coração estava desperto; e eis a voz do meu amado que está batendo: abre-me, meu amor, pomba minha, imaculada minha, porque a minha cabeça está cheia de orvalho, os meus cabelos das gotas da noite. (Cânticos 5,2)

A alegoria do apetite se associa mais às fragrâncias, aos bálsamos das sutilezas, do que ao prazer do consumo e da posse. Enquanto a fome quer absorver, o apetite quer inspirar-se sem almejar primariamente a satisfação. Os preâmbulos e as combinações de aromas têm o poder de antecipar o prazer, e o fazem mais pelas faculdades sensoriais do cérebro do que pela saliva em articulação com a avidez do estômago.

Essa febre dispõe de natureza própria – seu delírio e seu ápice são únicos. Quando se produz, verte a si mesma multiplamente, assemelhando-se mais a uma sede saciada do que a uma fome atendida. Acontece não pelo ato de fartar ou preencher, mas pelo frisson e o tinir de terras áridas umedecidas por águas frescas.

Hipotálamo do coração e efeitos febris

> Os rabinos ensinam que quatro mulheres foram de excepcional beleza: Sara, Rahav, Abigail e Esther. Rabi Ioshua disse: "Eu, porém, ouvi falar que Esther era pálida, apesar de ser muito charmosa." Os rabinos também relataram que Rahav instigava a luxúria apenas por seu nome. Rabi Isaac disse: "Qualquer um que pronuncie "Rahav, Rahav", terá um orgasmo imediato. Rabi Nachman disse a ele: "Eu digo 'Rahav, Rahav' e não me acontece nada!" Rabi Isaac explicou: "Isso se refere a alguém que de verdade a conhece e é íntimo dela." Yael, por sua vez, induzia à luxúria apenas por sua voz. E Abigail, apenas por sua lembrança. Já Michal, filha de Saul, induzia à luxúria por sua aparência. Dizem, porém, que Eva foi a mais formosa de todas e que só não entrou na lista porque nesta última apenas filhas de humanos são mencionadas.

Nessa conversa, típica de uma roda vulgar de homens, são debatidos efeitos eróticos. O prazer dos olhos detecta a beleza e o charme. Uma inflama por harmonia, o outro pela candura. E todos os sentidos são aqui evocados para descrever tal febre. Além da visão dos olhos, há a visão do imaginário – uma forma visual interna e privada, dispondo de igual autonomia para o prazer. Aquele que viesse a evocar duas vezes o nome da mais famosa prostituta do texto bíblico, Rahav, sofreria delírios de excitação. Isso aconteceria, porém, não por via da audição, mas através do imaginário, da visão interna, que levaria ao prazer. E sequer seria necessária a visão imediata – bastaria se lembrar da voz ou da imagem fotografada na memória.

> Os sábios ensinaram: "As mulheres também possuem um Impulso ao Mal, pois aprendemos que 'enquanto um copo de vinho é adequado a uma mulher, dois, no entanto, resultam em sua desgraça. Três copos fazem com que ela solicite seu marido em público, e depois do quarto ela requisita até mesmo uma mula no meio da rua'." R. Joshua concordou, declarando que as mulheres preferem a pobreza com intimidade sexual à riqueza com abstinência [sexual].
> Mas quando outros rabinos começaram a debater quem entre homens e mulheres detém o maior Impulso ao Mal, foram rapidamente silenciados por R. Chiya, que disse: "Vá ao mercado e aprenda com as prostitutas – quem contrata quem?"

Vemos aqui uma descrição de efeitos febris femininos feita por homens. Apesar da distância cultural de um milênio e meio atrás que há entre nós e o texto citado, notamos que a febre feminina, mesmo quando descrita pela percepção masculina, não advém primordialmente do "olhar". Não é a visão que produz a febre, mas um processo interno que aqui é inflamado quimicamente pelo vinho. A bebida produz efeitos sensoriais que aguçam o fervor do apetite, e é assim que a mesma incontinência de homens diante de Eros transparece na mulher.

Na história, a prova que parece decisiva – quem contrata quem – talvez não seja tão definitiva assim. Pode ser que a contratação não signifique necessariamente um desejo mais intenso, mas somente o fato de que os aspectos da fome, diferentes do apetite, podem ser mais bem atendidos na relação com uma prostituta.

É importante salientar que as histórias aqui tratadas têm por objetivo nos ajudar a observar a energia erótica na sexualidade. Os modelos heterossexuais muitas vezes evocados oferecem acessos a Eros independentemente das leituras culturais ou morais que possam evocar. Trataremos detalhadamente dessa questão mais adiante, entendendo que o padrão "masculino-feminino" não deve ser compreendido por gêneros, mas tão somente pelos distintos polos de encaixes da intimidade e do gênero, da paridade na busca por parceiros.

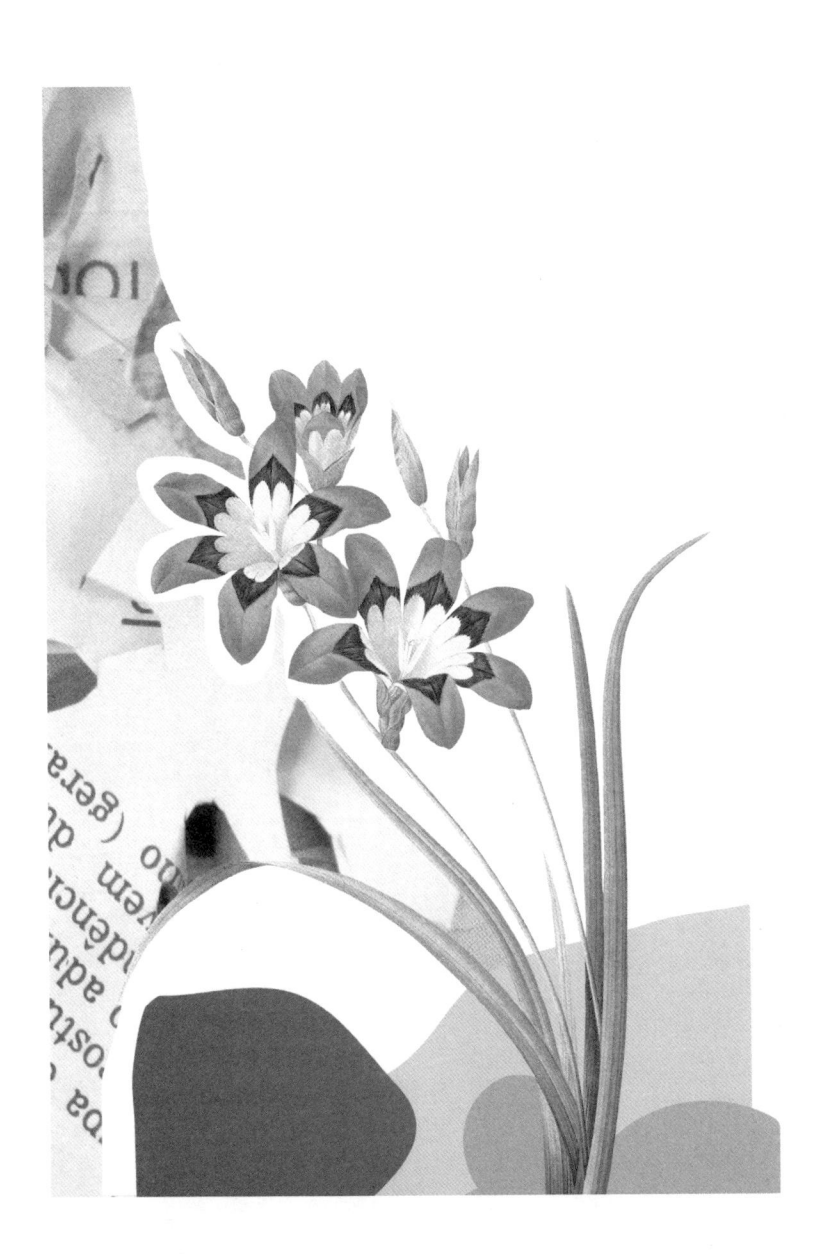

Floração emocional
APROPRIANDO A INTIMIDADE

(Você no outro)

> Rav Kahana entrou e deitou-se debaixo da cama de Rav [seu mestre]. Ele ouviu Rav conversando e rindo com sua esposa e cuidando de suas necessidades, ou seja, tendo relações com ela. Rav Kahana disse a Rav: A boca de Rav é como [a boca de] alguém que nunca comeu um prato cozido! [seu comportamento era lascivo] Rav então respondeu: Kahana, você está aqui? Saia já, pois essa é uma forma de comportamento indesejável! Rav Kahana disse-lhe: "Isso é a Torá, e devo aprendê-la."

Nessa história inusitada, o discípulo deseja conhecer a intimidade de seu mestre. Parece-lhe tão natural essa atitude que é flagrado numa reação espontânea: ele se põe a falar diante da cena voluptuosa que presencia. Quando questionado pelo mestre, sua argumentação é definitiva: a intimidade é a Torá, ou seja, é parte dos ensinamentos sagrados a serem aprendidos.

A intimidade é a apropriação de si através de um outro. Ela projeta o ser para além do corpo, fazendo com que ele experimente uma parte de si que só existe em relação a um outro. Quando dizemos, em devaneio poético, "não posso viver sem você!", estamos falando dessa experiência. Objetivamente, é claro que se pode viver sem o outro, porém a sensação é de que há algo de si que só será apropriado caso haja essa intimidade; de que só o outro permitirá ao parceiro a conexão com aspectos profundos de si mesmo.

A intimidade aciona a floração, uma energia inerente à vida que estimula acoplagens. Uma flor tem o formato de um engate à espera de um conector. Perceber-se nas cercanias de um outro gera um prazer hipnótico, que revela atrações multicoloridas e aromáticas na manifestação de uma floração. Essa forma de êxtase não é física, mas emocional. Em geral, é identificada com o amor, com o enamoramento, um estado em que somos tomados mais por um alvoroço emocional do que por uma excitação física.

A suavidade desse enlevo íntimo é o néctar de um bem-estar dulcificado, um mel existencial irresistível. Sua essência está no formato floral, que se projeta como um centro vital de polinizações e fecundações. Manifestação que é de um efeito vistoso e potente das acoplagens.

Acoplagens – Conhecer-se no outro

> *Rabi Irmiahu ben Eleazar disse: "Quando o Criador criou Adão, o criou hermafrodita [bissexual], como está escrito: 'Macho e fêmea os criou; e os abençoou e chamou o seu nome Adão, no dia em que foram criados'." (Gen 5,2)*
>
> *Rabi Shmuel bar Nachman disse: "Quando o Criador criou Adão, Ele o fez com duas frontes e então o cerrou em metades. E assim deu-lhe duas costas, uma costa para um e outra para outro." No entanto, levantou-se uma objeção: "Acaso as Escrituras não dizem 'e tomou uma das suas costelas (mi-tsalotav)'?" (Gen 2,21). Rabi Shmuel respondeu: "'Mi-tsalotav' pode significar também 'os seus lados', como no versículo: '... para o segundo lado (tsela) do Tabernáculo'." (Ex 26,20)*

A sexualidade em muito se confunde com a própria vida dos seres orgânicos. Não há vida numa única geração – a vida se consagra pela eficiência de sua reprodução. Se não há reprodução, não há vida. A sexualidade é esse eixo essencial da sobrevivência.

Na poética da sabedoria bíblica, a evolução da sexualidade é descrita em quatro fases. Primeiramente, a parte física humana nasce junto com a fisicalidade dos outros animais. Nas palavras do Gênesis: "E Deus disse: Produza-se da terra alma vivente conforme a sua espécie" (1,24). Isso significa que a dimensão corporal da vida se origina diretamente da terra. Adão, cujo nome significa, literalmente, "o terreno", é assim chamado justamente porque é o rei da cadeia animal. A libido tem suas raízes plantadas nesse aspecto terroso.

A segunda etapa reflete estratégias específicas da sexualidade humana. O Gênesis apresenta um Adão hermafrodita, com dualidade sexual: "Macho e fêmea os criou." Essa é a constituição da dimensão emocional da sexualidade, algo que se produz pela mutualidade biológica – a qual, por sua vez, inaugura a intimidade. Essa intimidade emocional existe nos animais através de cortejos e seduções, mas entre os humanos ganha sofisticação, uma vez que a consciência interage com o aparato emocional.

As outras duas fases da sexualidade demandam uma segunda etapa da criação humana, que irá interagir com seus aspectos particulares, o intelecto e a espiritualidade. São elas: 1) a identidade sexual, que define quem é o parceiro ideal com o qual acoplar ou qual o gênero assumido e 2) os projetos compartilhados a serem empreendidos ou a nubilidade. Todas essas são características singulares ao ser humano.

A história sobre a criação de Adão reverbera a origem da intimidade humana. Adão é uma entidade primitiva que reúne os dois aspectos: masculino e feminino. Devemos entender o "masculino" e o "feminino" não como gêneros, já que ambos ainda não haviam sido criados. Tal designação se refere apenas ao encaixe de duas partes. Como o "macho" e a "fêmea" numa tomada, um é o lado receptor, o outro é o doador, seja na vinculação, seja na interpenetração.

Esse aspecto gêmeo responde pela sensação de complementaridade que os amantes experimentam na intimidade. É como se fosse impossível alcançar a plenitude apenas contando com o próprio corpo – algo eternizado por expressões como "alma gêmea" ou a "outra metade da laranja".

A história aborda também a discussão sobre a configuração de tal origem. Rabi Shmuel afirma que Adão dispunha de duas costas: uma do lado masculino e outra do lado feminino. Além de impossibilitar o sexo, essa forma parece indicar que um estava na frente e, o outro, atrás. Assim, em tal posição, um deles estaria no lugar da cauda, o que denota depreciação e sugere a subjugação do feminino na parte traseira. A objeção levantada possibilita uma nova interpretação e um outro desenho: eles não estavam de costas, mas um ao lado do outro.

A intimidade se origina a partir de uma lateralidade, não de uma posição frontal ou posterior. O que será uma acoplagem frontal na sexualidade de gênero é uma complementariedade lateral na intimidade. O sentimento de intimidade se assemelha a sentir alguém ao nosso lado – alguém que não esteja nem à frente, contendo, nem atrás, empurrando.

Surgem assim duas propriedades importantes para pensarmos a intimidade nascida da dualidade macho-fêmea: que na sexualidade não é suficiente ser para si próprio; e que é preciso encontrar um parceiro lateral que nos torne íntegros.

Intimidade – Lateralidades

> *O jovem Rabi Eleazar de Koznitz estava hospedado na casa de Rabi Naftali de Roptshitz, e em dado momento ele se voltou com surpresa para uma janela onde as cortinas estavam recolhidas. Percebendo, o anfitrião inquiriu sobre a causa de seu espanto. Ele respondeu: "Se você quer que as pessoas olhem para dentro, por que cortinas? Mas se não quer que olhem, por que janelas?"*
>
> *Rabi Naftali devolveu a pergunta: "E que explicação você daria para isso?" O rapaz então respondeu: "Acho que é para proteger-se e não ser visto, mas no caso de alguém muito querido querer olhar para dentro, então será possível recolher as cortinas!"*

Na maneira como a abordamos, a intimidade não representa uma acoplagem frontal, mas lateral. Essa paridade, que ocorre por acercamento, manifesta a nostalgia da condição gêmea original e atua como se o efeito fantasma de um membro "amputado", espectro de um pedaço ausente de si mesmo, retornasse.

Tanto os aspectos românticos da sexualidade quanto a assombração passional decorreriam dessa misteriosa familiaridade.

Por meio das imagens da janela e da cortina, nossa última história descreve esse "amor" como um estado que permite a aproximação. A agudeza de tal simbologia está no fato de que a aproximação não acontece por meio de uma porta, o que denotaria frontalidade, mas da janela – uma abertura que denota lateralidade.

A pergunta do jovem Rabi Eleazar é intrigante. Ele está mergulhado em sua juventude e faz conjecturas sobre a intimidade. A cortina garante a privacidade, mas ele percebe a intenção anterior, que desenhou a janela. Ele compreende que a integridade pessoal fica resguardada por não se tratar de uma porta frontal, e que há um interesse em descortinar-se lateralmente.

Muitas representações eróticas da intimidade se localizam à janela. A donzela na janela fica à espera da intimidade, do frisson de um possível descortinar, que lhe fará sentir-se mais próxima de si.

Essa floração que inebria o coração tem propriedades muito singulares. Uma delas é a de evitar a visão frontal para privilegiar a escuta lateral. Uma pessoa íntima não quer ser vista ou descrita pela outra, mas quer ser escutada, como em serenatas. Ela não espera que o parceiro diga ou reflita aquilo que ela é, mas *quem* ela é. Como se dessa revelação fosse possível ter acesso a algo tão profundo de si mesmo, algo capaz de expor aspectos de você que só existem no outro – "um você no outro". Mesmo que você não acredite que sejamos oriundos de um vínculo hermafrodita original, essa é uma representação sensível do que amantes encontram na intimidade. Eles se veem revelados a si mesmos de uma forma que jamais conheceram.

A escuta possibilita que você seja para além de um objeto ou um utensílio, maneira pela qual geralmente a visão aborda a pessoa desejada. A escuta confere uma pessoalidade, uma presença reconhecida. O prazer da intimidade não é frontal (ou posterior) nem por beijo, nem por acasalamento, mas ocorre pelo acolhimento de uma interseção que cruza e conflui. Daí a intimidade preferir apagar as luzes, abdicando de silhuetas que distinguem um parceiro do outro.

Se você descortinar a janela, precisará descobrir e interagir com você mesmo na relação com o outro. E o outro não poderá apossar-se de você, mas tão somente liberar aspectos de você que apenas ele contém. Esse reencontro com um outro, que é a parte desconhecida de si, é assombroso e encantador. Em realidade, o que une você ao outro é você mesmo. Não se trata de um interesse ou de um agrado, mas da própria pessoa do outro, pois é ela que, misteriosamente, revela e redime aspectos ocultos que são seus. Isso é intimidade.

Conseguir acoplar-se lateralmente não é fácil. Demanda empatia em vez de simpatia. Será na acoplagem por gênero, na floração intelectual, que trataremos da simpatia e da atração. No plano em que estamos, da sexualidade, nos deparamos com a sensação de que há o outro em você, ou seja, de que há partes de si mesmo para as quais o único acesso é através do outro. Os afrodisíacos da lateralidade são as janelas, as proximidades e as escutas. As janelas são a prontidão para descortinar; as proximidades são as incursões aos lugares reservados; e as escutas são as importâncias. Todos esses elementos são prazeres sexuais da emocionalidade, das florações de atrações laterais.

Floração lateral

> Certa vez, Abaye ouviu um homem dizer para uma mulher: "Vamos acordar cedo e seguir pelo caminho!" E ele disse a si mesmo: "Vou segui-los para impedi-los de fazer o que é proibido. E os seguiu a distância pelos prados. Quando estavam a ponto de se separar, ele os ouviu dizer: "A companhia é prazerosa, mas o caminho é longo." Abaye então disse aos dois: "Se estivesse no seu lugar, não teria conseguido me conter!" Sentindo uma forte angústia, inclinou-se sobre a dobradiça de uma porta.

> Um velho [o Profeta Elias] veio e lhe soprou uma antiga citação: "Quanto maior o homem, maior sua inclinação ao mal [libido]."
>
> Talmude Sukot 52a

Toda a floração é a preparação para um engate. Esse encaixe no nível emocional deve representar um *match* (um encaixe), mais do que um *mate* (uma acoplagem). Abaye fica tomado de expectativa por um evento que não se consuma. Quando dois gêneros com afinidade de acoplagens e possuidores de libido ficam a sós, o "proibido" parece inevitável.

Abaye revela que não teria conseguido impor-se tal restrição, tamanha a potência magnética do encontro. Ele se martiriza na dobradiça da porta, imagem que sugere sua busca por algum tipo de punição. A "porta", porém, significa escolha, caminhos que ele poderia ter seguido. Abaye não estava errado: havia sexualidade envolvida. No entanto, ela tinha uma essência lateral. Homem e mulher estavam usufruindo de uma floração experimentada por lateralidade.

A natureza desse prazer é singela e advém do gozo de estar com o outro – "a companhia é prazerosa". Essa química, que se assemelha à fragrância ou ao mel das flores, impele na direção de ficar junto e de voltejar o outro. Como se a individualidade fosse a presença desta parte de si no outro. Tal prazer não se encontra no outro ou em nada do outro. Não são o corpo, a beleza ou os interesses que o outro possa despertar, mas tão somente sua pessoalidade. Sua pessoa é de tal forma complementar que deflagra a carência e a convicção de que um não se basta a si próprio.

A intimidade rompe a mais profunda ilusão de separação da consciência e se torna um evento avassalador. Intoxicação e mistério são manifestações desse pólen. Sua experiência lateral se nutre mais da proximidade do que do toque; mais da voz do que da aparência; e mais da surpresa do que da conquista.

Abaye não compreendeu a sexualidade das cercanias e das aproximações, confundindo-a com a penetração. No entanto, está certo de que onde houver duas libidos que se encaixem, estar-se-á na fronteira das atrações e magnetismos de junção e penetração. Quaisquer dois que acoplem estão entregues às forças da Mãe Natureza.

Claro, isso perturba o sábio, que se achava imunizado por sua moral. Ao usufruírem apenas do prazer lateral de sua intimidade, os jovens expõem a libido de Abaye, que, apesar de todos os valores que cultivava, teria sucumbido. A diferença é que o homem e a mulher estavam florescendo, enquanto ele estava febril. Para eles o "caminho é longo" e andar juntos lado a lado, lateralmente, é a sexualidade ideal naquele momento.

Abaye não reconhece a inocência da lateralidade. E quem perde a inocência vira culpado. A aparição do profeta ao final da história vem consolar Abaye, já que ninguém logra sublimar febres. Ao contrário, quanto "maior a pessoa", maior o esforço por apropriação, e mais intensas serão as febres.

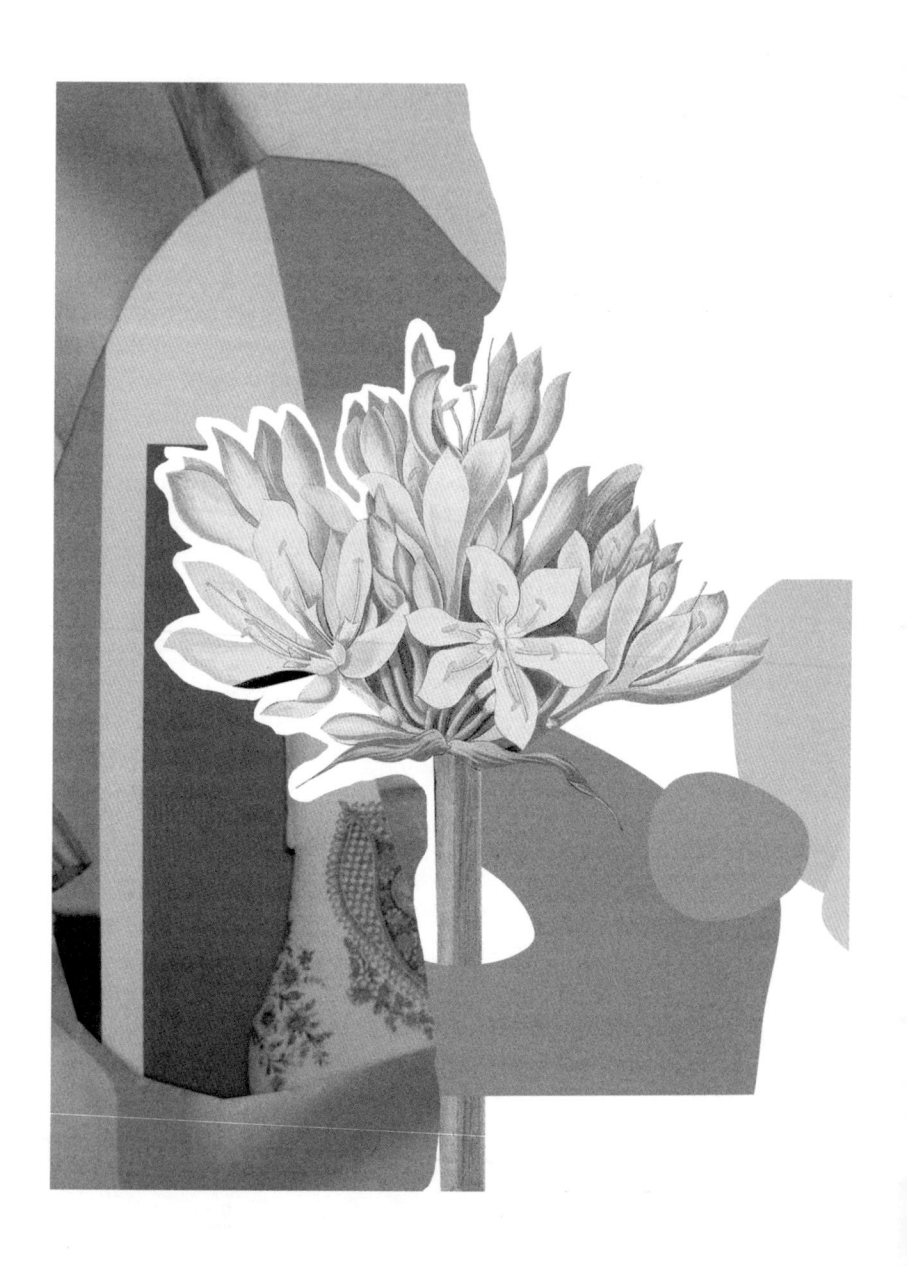

Floração intelectual
APROPRIANDO O GÊNERO

(O outro em você)

Gênero – O parceiro frontal

> *Havendo, pois, Deus formado da terra todo animal do campo e toda ave dos céus, os trouxe a Adão, para este ver como lhes chamaria; e tudo de que Adão chamou a toda alma vivente, isso foi o seu nome. E Adão pôs os nomes a todo gado, e às aves dos céus, e a todo animal do campo; mas para o homem não se achava correspondente oposta (frontal) a ele. Então Deus fez cair um sono pesado sobre Adão, e este adormeceu; e tomou uma das suas costelas, e cerrou a carne em seu lugar; E da costela que Deus tomou do homem, formou uma mulher, e trouxe-a a Adão. E disse Adão: Dessa vez é osso dos meus ossos, e carne da minha carne; esta será chamada mulher (isha), porquanto do homem (ish) foi tomada. Portanto deixará o homem o seu pai e a sua mãe, e apegar-se-á à sua mulher, e serão ambos uma carne.*
>
> Gen 2,19-24

Este trecho do Gênesis descreve uma segunda fase da criação da sexualidade humana. O ser humano foi criado numa primeira fase com libido e intimidade, tal qual as demais espécies animais. A febre libidinal animal se manifesta pela verve e pelo cio, e sua floração íntima está presente nos cortejos e galanteios, como fazem os pássaros e as abelhas ao circundarem a flor.

A intimidade humana, no entanto, é distinta daquela de outras espécies. A metáfora hermafrodita que observamos anteriormente representa esse distintivo, que vai para além do objetivo de frutificar por pólen e flor. A intimidade humana não é simplesmente uma dança de acoplagem, mas contém uma mutualidade lateral com um valor emocional próprio. Ela não é, portanto, apenas um preâmbulo, mas possui sexualidade autônoma, de modo lateral. Sua independência se origina no potencial que tem de resgatar o humano do sentimento de existir separado da natureza e da vida.

Neste capítulo e no próximo, trataremos de duas outras características particulares da sexualidade humana nas esferas do intelecto e do espírito. Tais esferas são emanadas, como explicita o texto do Gênesis, do conceito de que "não é bom ao humano estar só".

Na citação que acabamos de fazer, a sexualidade intelectual (gênero) e a espiritual (nubilidade) são descritas com acuidade. Inicialmente o que aparece é a criação do gênero, algo inusitado na natureza. Até então, a sexualidade só conhecia a pulsão sexual da libido, que por "febre" aproximava dois mútuos sexuados, os quais, pela floração do flerte, frutificavam. Adão reconhece essa realidade sexual animal dando nome às espécies. Como se por consequência, sente falta de um correspondente frontal para ele. Por alguma razão, o ser humano não se contenta com sua identidade animal e tal insatisfação está localizada em um aspecto sexuado. Não haveria ainda um nome para sua própria espécie porque sua identidade era insuficiente. Ele precisava de um correspondente frontal para consagrar a identidade de que carecia. Um ser humano precisa de um gênero, de um elemento da sexualidade que lhe é eletivo ou adolescido.

Para além da biologia que dispõe cromossomas ao humano (Adão), estabelecendo um elo entre sexo e genitália, sua identidade lhe consagra um gênero. O gênero se define por uma paridade (ou pela deliberada não paridade, uma revelação de descoberta recente!) manifesta na sexualidade humana. Quem é seu parceiro frontal? Esta pergunta um adolescente humano se faz, e ela é a expressão intelectual de sua sexualidade. Por intelecto não se entenda algo mental, racional, mas, como o próprio texto bíblico explicita, a demanda por um "nome" peculiar da sexualidade humana.

Adão passa a se definir como *ish*, hebraico para "homem", somente a partir de ter a correspondência de uma *isha*, hebraico para "mulher". Essa designação não é heteronormativa, como pode parecer à primeira vista, mas gênero-normativa.

Estamos falando de uma concatenação, de uma construção de encaixe semelhante ao macho de uma tomada e sua fêmea num dispositivo elétrico. Um preenche e o outro é ocupado, e assim uma junta de mútuo sentido se produz. Esse nexo de engate é fundamental para a sexualidade humana. Em ambas as dimensões, intelectual e espiritual, o ser humano cocriará a sexualidade. "Não estar só", aspecto que o Criador vem entender na ausência de uma paridade ao humano, originará a dimensão do gênero – o *ish/isha* ou gênero correspondente – e também a dimensão da nubilidade – de "apegar-se-á a seu gênero correspondente para ser uma única carne".

Fogo e sonho – Adequações do gênero

> "...Mas para o homem não se achava correspondente oposta (ke-negdo, frontal) a ele." (Gen 2,20) O Criador fez passar todo gado, besta e pássaro diante de Adão em pares [macho e fêmea]. Disse Adão: "Todos possuem um par, eu, no entanto, não tenho nenhum!"
> E porque Deus não criou um parceiro [frontal] para o humano desde o início [como para todos os outros]? Porque o Criador anteviu que Adão faria acusações a Eva [seu parceiro]. Por essa razão, não a

> *criou até que ele expressamente viesse a demandar por ela. No momento de fazê-la, "Deus fez um sono profundo cair sobre Adão, e ele dormiu."*

Essa interpretação parece oferecer uma nova autonomia à sexualidade humana. Deus não cria o parceiro de antemão porque sabe o quão peculiar é a independência da consciência humana. Deus não consegue ou não se atreve a criar sozinho esse ser frontal de encaixe humano. Será preciso que o humano lhe peça, que queira cocriar seu parceiro com Deus a fim de que essa sofisticada junção seja alcançada. Qualquer idealização divina seria insuficiente para recepcionar uma expectativa assim.

Isha – e entenda-se não a mulher de Adão, mas o encaixe fêmea do humano – precisa advir de uma vontade própria, autônoma, do humano. Ele pode até ser uma eventual aberração ao determinismo biológico, mas é também um ato de sensatez dispensado à humanidade, ato esse que reconhece a particularidade do humano. Não por acaso, o propulsor da saída do Paraíso, ou da própria Natureza, tenha sido justamente o gênero que Eva representa. Foi ela a responsável por comer a maçã, o que deflagrou na consciência um efeito em cadeia, em cascata. Tudo se origina a partir da permissividade divina, que concede ao humano escolher seu congênere. Alvoroços nos céus e, principalmente, na terra!

E de onde nasce esse congênere? Nasce do fogo e do sonho.

A palavra técnica para gênero em hebraico é *ish*. O *ish* terá que encontrar sua *isha*, seu correspondente em gênero. Essa "saída do armário" de Adão é revolucionária. A raiz da palavra *ish* em hebraico são as letras *alef* e *shin*, que correspondem a *esh*, fogo. Isso significa que o correlato, quando se trata de gênero, não se define necessariamente pela genitália ou por cromossomas, mas pelo fogo humano, por seu desejo. Deus parece saber do perigo inflamável inerente ao ato de delegar ao fogo aquilo que nos animais vem impresso na matéria. E assim, segundo essa interpretação, teria sido o temor de lidar com a provável insatisfação humana que motivou o Criador a assumir atitude tão pragmática.

Sonho

> "E disse Adão: Dessa vez [zot hapaam] é osso dos meus ossos..." (Gen 2,23). A palavra usada, paam, também significa "sinos" – como na frase "sinos de ouro" (Ex 28,34). Apontando para Eva, Adão disse: "Essa é a que em sua chegada iminente fez tocar sinos em minha cabeça toda a noite." Para Resh Lakish, a possibilidade de que Eva tenha sido anunciada dessa forma sugere que ela apareceu pela primeira vez para Adão em um sonho [de noite]. [Assim sendo, por assim dizer, Eva foi criada de um sonho de Adão!]

A interpretação que acabamos de ler é de grande ousadia. Conhecedores da língua hebraica podem apreciar o esforço de conectar a expressão *hapaam*, "dessa vez", com a raiz de outra palavra cujo significado é "sinos". A "euforia" de Adão diante de sua parceira de gênero recém-criada (*"dessa vez* é osso dos meus ossos, carne da minha carne!"*)* fica assim representada pela imagem de sinos que tocam em sua cabeça por toda a noite. Mais ainda, a partir dessa "noite" e desses sinos, o intérprete infere que a *isha*, o parceiro de gênero, é produto de um sonho. Nada poderia ser mais poético para definir o gênero humano – um sonho erótico. Por sonho, entenda-se a mais profunda psique humana, onde ditames e regras, sejam biológicos ou morais, não exercem comando. Ou seja, a cara-metade intelectual, o encaixe (floração) frontal de um humano se origina de sua imaginação mais livre, o sonho. Há um erotismo próprio ao humano e ele é o resultado de uma junção profunda de identidades, "de um osso como o seu", "de uma carne como a sua".

Esse gênero – *isha* – não apenas se acopla ao parceiro *ish*, como também, por sua essência de "fogo" e "sonho", revela ser a chave intelectual que permitirá ao humano abrir a porta do Paraíso e da Natureza e aventurar-se para fora. A potência da imaginação (fogo-sonho) é o que permite ao humano, para além da biologia, escolher ele próprio o seu parceiro. Uma vez feita essa concessão, essa licença, o potencial humano da escolha fica estabelecido. Será da escolha de um parceiro de gênero, da indulgência que permite esse evento extranatural, que nascerá o livre-arbítrio – o recurso que modificaria a qualidade de qualquer atitude humana. Fora do território monocrático da obediência e da observância, o ser humano conheceu o potencial transgressor da autonomia e a inteligência reflexiva que decorre de suas consequências.

Floração frontal – O outro em você

> *"E a mulher disse à serpente..." (Gen 3,2). Agora, onde estava Adão durante esta conversa? Aba bar Guria disse: Ele acabara [de ter relações sexuais] e adormeceu. Outros sábios disseram: "Neste momento estava com o Criador, que lhe dizia: 'Este local é bom para plantar árvores; esse outro é bom para semear cereais'."*

Esse comentário imaginativo faz intrigantes amarras. Ele abre a cena no limiar da primeira transgressão humana com a *isha* (mulher), o "correspondente de gênero" a puxar conversa com a serpente. E de imediato uma relação entre o casal *ish-isha* (o humano e seu congênere) é estabelecida por meio de uma pergunta: "E onde estaria Adão neste momento?"

Por que fazer tal pergunta? Talvez porque estejamos no território de um novo erotismo, típico de humanos. Aparece aqui uma relação frontal no campo intelectual entre gêneros. Segundo Aba, eles acabaram de ter relações sexuais frontais pela primeira vez e Adão dorme o sono erótico do gênero.

Nessa esfera, o prazer é um clímax de satisfação intelectual, um orgasmo de gênero.

Enquanto os animais experimentam o sexo pelo gozo libidinal físico ou pelo mel lubrificante do namoro em floração íntima, o humano se aventura por novas áreas da sexualidade. Adão estaria dormindo o sono pós-cópula como quem teve um orgasmo de gênero. A satisfação que se produz na união com o par correspondente proporciona um prazer intelectual; um gozo identitário decorrente do desfrute da apropriação de si mesmo. Trata-se da paz de ter encontrado o "outro em você". Paz que permite a Adão conhecer o seu nome mais profundo, um nome que não é próprio, mas relacional, interligado com a sensação de haver para si um correspondente oposto-frontal.

Da apropriação desse "outro" em você nasce a plenitude própria da paridade de gênero capaz de proporcionar tal sono. O outro não atende apenas ao alívio da febre exaustiva da libido, mas também à floração imaginária de uma nova potência. Como se a esfera intelectual da vida houvesse sido fertilizada. Trata-se da paz de se apropriar de uma expansão, de um alargamento.

Enquanto Adão sorve seu sono sereno, em outro local seu congênere flerta com a serpente e com a transgressão. A sedução da conversa entre a mulher, *isha* (a congênere), e a serpente é também uma autêntica manifestação do erotismo intelectual. Não estamos tratando da sedução como um preâmbulo libidinal, mas a sedução como a aventura imaginária para novas possibilidades. A *isha*, por recurso do gênero, explora arrojos e novas coragens.

O sono sereno e a iminência da aventura são aspectos da apropriação e do erotismo de gênero. Esse encontro do outro, do hermafrodita que recupera sua metade, produz o encaixe capaz não só de nomear ambos os parceiros como a oportunidade de tirá-los da condição de "estar só". Esta é a apropriação pelo gênero que só ocorre a partir da presença do "outro em você".

No entanto, no segundo comentário dos sábios surge uma perspectiva diferente: Adão não estava dormindo, mas explorando, com o Criador, novas ciências na gestão do Paraíso. Em consultoria agrícola, Deus indica a Adão os locais apropriados para o plantio e as espécies a serem semeadas.

Surge um novo olhar para o gênero. O encontro com um congênere estabelece uma cooperação entre potências. Enquanto *isha* explora a possibilidade de inovação, *ish* se ocupa da produtividade. Tarefas e funções específicas surgem entre parceiros a partir do gênero. Tal característica será responsável por aspectos polêmicos do gênero, quando a este são impostas culturas de identidade, estereótipos e, até mesmo, abusos.

Esses são efeitos dos "encaixes e engates". É do gênero (frontal) que emergem as questões de quem estará em cima e de quem estará embaixo. Ou haveria como engatar penetrações frontais pelos flancos? Isso determinará também divisões de tarefas ou poderes que por default se associarão ao gênero.

O acordo de engate entre os gêneros é sempre uma negociação frontal que deverá estabelecer quem penetra e quem recepciona, em que grau e intensidade.

A natureza original do gênero, no entanto, não é competitiva, mas cooperativa e complementar. Será o encontro de contrários, de uma ajuda "oposta", que favorecerá o aparecimento de encargos e expectativas, característica do gênero por oposição e contraste.

Pela criatividade exploradora da desobediência age a *isha*, pela produtividade eficiente da ciência age o *ish*. Ambos estabelecem uma parceria que terá como efeito colateral a rotulação e a estigmatização dos gêneros. Essas divisões, no entanto, não são a essência de sua soma, mas as decorrências ou adversidades do preenchimento, do impregnar-se do outro, que é o gênero.

Floração e evolução

> *"Deus fez o homem reto" (Ecles 7,29).*
> *Adão era reto e direto, de forma a provocar entre os anjos o seguinte comentário: "Veja, ele é um de nós!" (Gen 3,22). Entretanto, no momento em que Adão e Eva se tornaram um par, dali em diante "[porém] buscaram muitas astúcias!" (Ecles 7,29)*

Novamente a correlação entre gênero e "astúcia" é evocada. Ela parece decorrer de um inusitado direito oferecido ao humano – de escolher seu par de engate frontal. Essa teria sido "a mãe de todas as escolhas", associando a "parceria de gênero" à aptidão do livre-arbítrio.

Em realidade, não é a mulher que rasga a fresta por onde o mundo será exposto fora do Paraíso, mas o gênero. Esse homem ereto assume uma postura evolutiva espelhada em sua nova ordem de retidão interna, o que virá inevitavelmente acompanhado de consequências e astúcias. As ordens trarão no seu bojo também novas desordens.

E agora não é só a Natureza que estranha a espécie humana e sua sexualidade. Também os anjos se sentem alijados e distanciados desse ser. A perfeição da ingenuidade na Natureza e a da integridade na esfera angelical, nenhuma das duas tolera as malícias e os ardis emanados das escolhas que o gênero evidencia.

As ambivalências são características de qualquer evolução. O novo parece sempre mais comprometido com o futuro do que com o passado, o que provoca ressentimentos. Para efeitos do nosso interesse, a sexualidade humana foi a grande porta de entrada no mundo da consciência, o território exterior ao Paraíso. Ali, destituídos de ingenuidade e integridade, os parceiros que se escolheram por via de uma sexualidade alheia aos padrões preexistentes, tanto dos sexuados na natureza por libido-intimidade como dos assexuados em esferas celestes (ou inanimadas), se encontram.

Tal inauguração evolutiva feita pelos humanos produz uma nova floração: o gênero. Neste flerte evolutivo surge a possibilidade de uma nova floração, que resultará noutro tipo de fruto: a mesma energia que em outras espécies se vale da floração para gerar um fruto-semente agora está impregnada de futuro. *Ish* e *isha* conceberão não filhos, mas frutos evolutivos. Os humanos passarão não mais a ter meras crias, nascidas de apropriações físico-emocionais, mas seres gestados também em apropriações intelectuais (de gênero) e espirituais (de nubilidade).

O gênero, a apropriação intelectual de si, também produzirá a nudez. Para assumir-se intelectual e espiritualmente, o ser humano precisará cobrir sua genitália. A liberdade andrógina que é obtida através da roupa permitirá ao humano – antes de qualquer tecnologia de mobilidade transgênero – apropriar--se de si mesmo para além da determinação biológica de uma ou de outra genitália.

Este ocultamento biológico oferece uma autonomia inédita, mas com ela chega também a malícia, que se desdobra em vergonha e hipocrisia. Tal é o efeito identitário deste avanço, e os humanos precisarão recorrer ao sombrio "armário", o recurso de permanecer em claustro até a maturação de sua apropriação identitária. Esse celibato intelectual é tão cruel quanto qualquer outra forma de privação sexual.

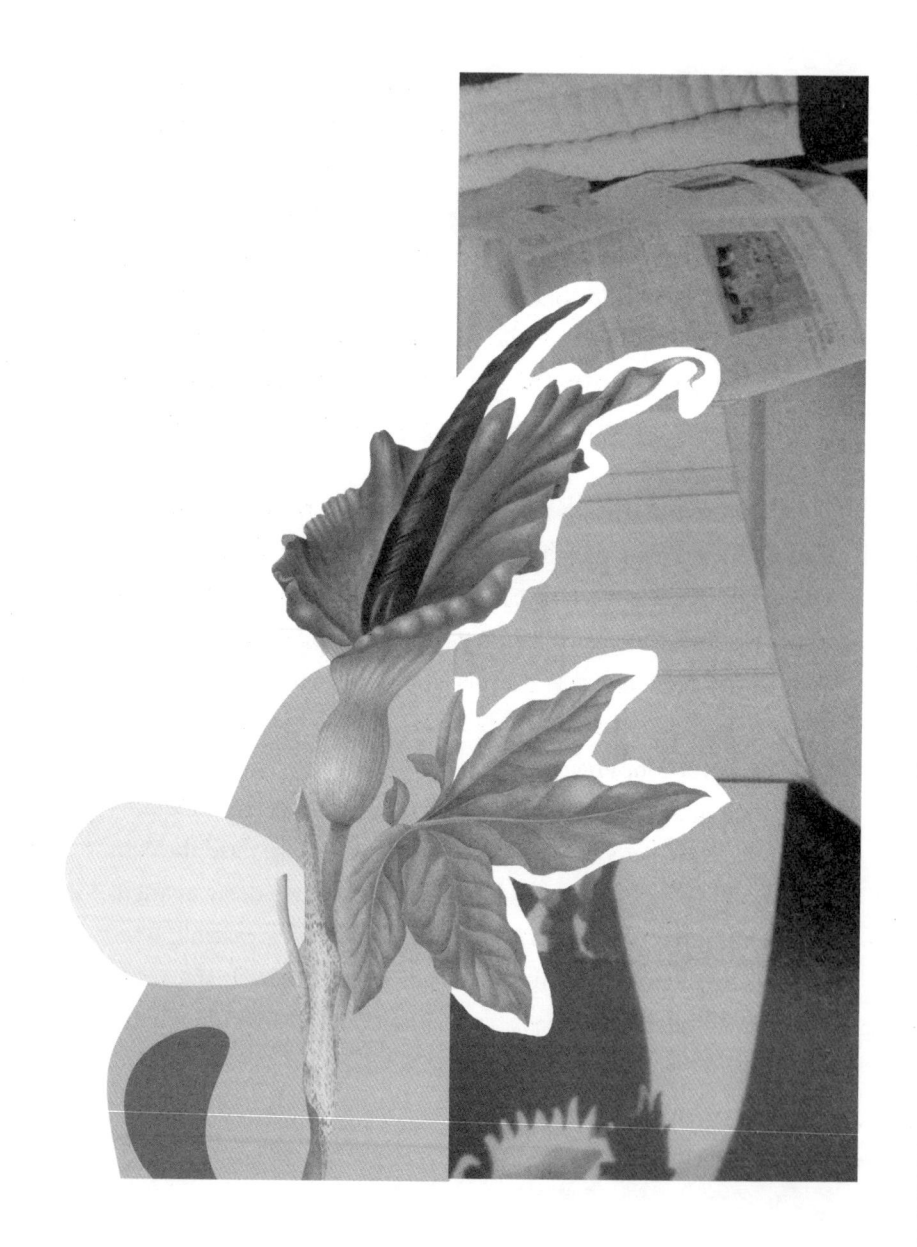

Febre espiritual
APROPRIANDO A NUBILIDADE

(Um virando um)

> *E à mulher disse: Multiplicarei grandemente a tua dor, e a tua concepção; com dor darás à luz filhos; e o teu desejo será para o teu marido, e ele te dominará. E a Adão disse: ...com dor comerás dela [da terra] todos os dias da tua vida... No suor do teu rosto comerás o teu pão, até que retornes à terra; porque dela foste tomado... E chamou Adão o nome de sua mulher, Eva; porquanto era a mãe de todos os viventes. E fez o Senhor Deus a Adão e a sua mulher túnicas de peles, e os vestiu.*
>
> (Gen 3,16-21)

Adentramos a quarta dimensão da sexualidade: a da nubilidade. Tratar o casamento como um impulso de natureza sexual é uma árdua tarefa. Mais ainda para apresentar a nubilidade como uma febre – uma febre espiritual. Para tal, será necessário polir intensamente as superfícies do que significa estar casado, pois é sobre elas que a cultura e a moral se acumulam em profusão.

A nubilidade é o estado de quem é núbil, de quem tem desejos de casar-se. Não estamos falando de um modo antiquado de conduta, mas de um ímpeto, de uma luxúria que quer promover a junção e o compartilhamento de destinos. Talvez a parte mais aguda da paixão esteja no ardor, algo bem ao estilo Romeu e Julieta, personagens que apresentam sintomas de inseparabilidade crônica.

Frases como "até que a morte os separe" ou "não posso viver sem você" podem ter sido apropriadas por ideologias ou moralismos, mas são expressões corriqueiras a encharcar poemas, canções e sonhos através dos tempos. O romântico é o núbil. Seu efeito febril se manifesta em calafrios de fixação ou convulsões de delírio. Casamentos não admitem sobriedade. É necessário algum nível de embriaguez para fazer apostas desse cacife.

A nubilidade, porém, não é fruto da destemperança. Ela é tesão, com o esgarçamento próprio de tudo o que é vital. Ela representa o desejo de edificar, de transcender, de associar-se para conceber novas potências. A nubilidade se assemelha à libido e tem aspectos próprios a esta última. Ela é como uma ereção ou uma volúpia espiritual.

E o mais curioso é que o núbil é uma experiência do indivíduo, não de um casal engatado por paridades complementares. Pois para haver casamento sempre é necessário que dois indivíduos autônomos e soberanos interajam, o que requererá sempre alguma forma contratual. Casamentos perdem a nubilidade quando se tornam acoplagens laterais ou frontais.

O principal requisito para um casamento bem-sucedido não é a afinidade ou a atração, mas o desejo núbil, o fascínio por expandir a si mesmo. Uma família é uma expansão, mesmo que seja um contrato entre dois que não contemple procriação. Mesmo que não se conforme a algum padrão moral de sua época ou cultura, o conceito de família pressupõe um avanço civilizatório, pois implica a cooperação e a ampliação de perspectivas para os membros societários. A família se assemelha aos gomos ou à polpa dos frutos, adocicados e hidratados para nutrir sementes. E a volição da nubilidade flui exatamente do desejo de frutificar e semear.

A nubilidade é pessoal, como toda febre. Ela demandará não uma relação *ish / isha* (gênero / parceiro de gênero), de interdependência e complementaridade, mas uma relação de autonomia. O parceiro necessitará de um nome próprio e de um interesse próprio para poder ser núbil e realizar o ato erótico de desenhar um contrato.

Se observarmos o texto de Gênesis que acabamos de citar, veremos tal descrição com riqueza de detalhes. Seu primeiro elemento é uma divisão dos deveres penosos de que cada um dos gêneros deverá se encarregar. Qualquer nubilidade exige sacrifícios de cada um dos gêneros. Essas obrigações soam como "penalidades" porque decorrem de expectativas contratuais. Nesse contrato heteronormativo, a mulher sofrerá as dores do parto, dores que se estenderão pela infância e a adolescência dos filhos até seus respectivos casamentos. A esposa comparece com sacrifícios maternais enquanto cabe ao esposo entrar com o dote de arrimo, sendo o amparador do casamento.

Sem entrar no mérito das particularidades desse contrato patriarcal heteronormativo, podemos afirmar que sua estrutura é reveladora. O pacto nupcial determina a divisão de tarefas, bem como das compensações que constituem o acordo. Não há incondicionalidade na nubilidade, ao contrário. Um casamento só pode existir mediante a previsão de condições e custos. Pode parecer contraditório, ou contraintuitivo, olhar para o casamento dessa maneira, uma vez que o definimos como um aspecto da sexualidade. Vivido no âmbito do indivíduo e não do casal, sua natureza é condicional. Talvez assim possamos enxergar a nubilidade como um desejo.

Esse desejo é aquele que ensejará um acordo que seja propulsor do projeto pessoal de dois (ou mais de dois) indivíduos. Dessa forma, o casamento é construído a partir de condicionantes com uma única incondicionalidade: ele não é um pacto entre indivíduos, mas entre nubentes. Para haver um casamento é necessário o compromisso entre um núbil e outro núbil. Por núbil entenda-se alguém que quer, por interesse pessoal, "virar um" por meio de outro que tenha, por sua vez, o mesmo desejo. E esse desejo vale tanto quanto qualquer outro no âmbito da sexualidade.

Mais adiante abordaremos alguns dos desconfortos que o padrão hétero-patriarcal desperta nas sensibilidades de nosso tempo. No entanto, essa forma convencional de sociabilidade oferece todos os subsídios para explicarmos a estrutura contratual da nubilidade. Uma vez estabelecido o acordo, ambos, Adão e Eva, estão prontos para assumir um nome próprio. A aliança simboliza o selo desse convênio; e o nome simboliza "um virar um". Por sua vez, o "nome de casado" que cada nubente assume é atrelado à função à qual cada um se predispôs. Adão – o que veio da terra – será o responsável por dela tirar o pão e sustentar; Eva – a mãe de todos os viventes – terá a incumbência plena da maternidade. O nome próprio é pessoal porque é funcional, e não é nome de pessoa física, mas de pessoa jurídica, próprio de um pacto. Num pacto um não vira dois, nem um vira o outro, mas "um vira um": cada pessoa representa seu próprio interesse, porém em roupagem ou personagem distinto.

Pacto de tal natureza só é possível entre dois febris. Depende de dois que, por mútuo ardor, se associem para transcender e experimentar uma metamorfose. É como uma sexualidade que irá sair do casulo para assumir novas características de pessoalidade. Uma experiência de maturação como essa apresentará sempre nuances evolutivas.

Núpcias – O ovo ou a galinha

> *Rabi Dostai foi questionado por seus discípulos: "Por que é o homem que vai buscar por sua mulher e não a mulher que procura por seu homem?" Ele respondeu com uma parábola sobre um homem que perdeu um objeto. "Quem irá procurar por quem? Obviamente, é aquele que perdeu o artigo que irá procurar o que foi perdido!"*
>
> (Gen R 18,2)

O comentário acima desvenda minúcias do contrato patriarcal heteronormativo. A primeira nubilidade humana aconteceu na área da procriação: não existe, entre os mamíferos, um envolvimento parental como o que encontramos entre os humanos. O primeiro casamento foi estabelecido por uma mãe que era "carne da carne" de seu parceiro (*isha*) e que, sob tal condição, oferecia descendência plena ao homem. Este, por sua vez, a nomeava não só em gênero, mas lhe estendia seu "nome próprio". Eva não era uma mulher, mas uma esposa. Capturar o macho para a responsabilidade parental produzia a mais curiosa inversão simbólica: o macho, por meio de sua "costela", dá à luz a mulher, ou mais precisamente, a esposa.

Sobre isso fala o comentário. Quem procura quem? Segundo a interpretação, o homem procuraria a mulher porque ela possui algo que ele perdeu: sua costela. A mulher não só é osso do osso de Adão por afinidade, mas agora, concretamente, o separa de um de seus ossos. Por isso é ele quem empreenderá a busca, como na metáfora do proprietário tentando reaver o que foi perdido.

Não há falácia maior do que apresentar o homem dando à luz uma mulher. Desde os primórdios da espécie, trazer a possibilidade de questionar o que veio antes (ovo ou galinha) seria absurdo, não fosse por uma mitologia reversa. Claro que a mulher vai parir o homem. Porém, curiosamente, o marido é quem concebe a esposa!

Não estamos falando da esfera física da procriação, que é associada à libido, com suas ereções e semeares. Estamos falando da família, ou mais propriamente da nubilidade. O contrato nupcial inaugural é selado pelo homem núbil pioneiro, o primeiro a surgir na face da Terra. Esse homem abandonou o ímpeto libidinal animal que lhe permitia, destituído de qualquer compromisso parental, emprenhar tantas fêmeas quanto fosse possível. Até os dias de hoje é grande o desafio de honrar a continência que domestica o homem no papel núbil paternal. A maior disfuncionalidade familiar da atualidade decorre justamente da ausência ou da recusa paternal.

Esse primeiro contrato tem características heteronormativas porque estabelece uma nubilidade específica em torno da prole. Daí a necessidade de um encaixe frontal no padrão animal de gênero, ou seja, de um encaixe que se dê por acoplagem genital. Podem existir nubilidades com outras características quando da estipulação de um pacto, porém a mais basilar e de grande impacto evolutivo foi precisamente aquela que provocou o surgimento do núbil por paternidade. Nesse contrato, a mulher passou a contar com um nome associativo, que denotava o compromisso de suporte e sustento por parte de seu parceiro. Este, em contrapartida, ganhava o reconhecimento legítimo da paternidade. Essa legitimação concedida pela "mãe de todos os viventes" tinha características para além da genética e incluía aspectos identitários e existenciais que são a essência da nubilidade por paternidade.

Quem perdeu algo foi o homem. Ele perdeu liberdades libidinais para compensá-las por um outro tipo de febre, um tipo mais subjetivo, mas não menos essencial e prazeroso. Essa domesticação do homem para dentro da família por via da renúncia masculina é compensada pela paternidade. O homem ganha poderes similares aos da maternidade – poderes civilizatórios que a natureza não lhe conferia ao custo de uma "castração". Encontrar a "costela", osso estrutural do esqueleto humano, talvez simbolize o prepúcio da circuncisão, a permuta do macho mutilado por uma "costela" encravada na estrutura de sua esposa-mãe. A costela que perpassa homem e mulher é o alicerce da instituição "marido-pai".

A lógica da paridade contratual parece estar na libido amansada do homem quando ela é permutada pelo domínio ou prevalência de desejo sobre a mulher-esposa; e o "suor do seu rosto" parece se relacionar ao encargo do sustento da cria-filho em escambo pela descendência. O formato dessa "domesticação" e dessa "prevalência" é objeto de constante normatização entre os humanos – até junto aos mais conservadores.

"O homem que perde algo" descreve a condição instauradora do contrato de nubilidade heterossexual. O termo "patriarcal" não deve ser tomado como algum tipo de "supremacia em relação à mulher" e sim entendido como definidor das condições para que a paternidade pudesse ser negociada. Hoje, não só pela variedade de gêneros reconhecidos, mas pela existência de outros eixos evolutivos, a nubilidade busca novos contratos. As críticas aos abusos e os descontentamentos com o contrato patriarcal são manifestações legítimas e é justo que ele seja renegociado, assim como é razoável que a mudança dos interesses implique novos tipos de nubilidade. No entanto, é preciso afirmar que a invenção da nubilidade como um aspecto transcendente da sexualidade foi realizada a partir da questão patriarcal.

Esse protótipo arcaico de nubilidade assumiu a forma de um provedor que, em contrapartida, ganha uma descendência: enquanto Adão for o trabalhador da terra, terá o direito a ser o marido da "mãe de todos os viventes". Essa esposa o fará não só pai biológico, mas também identitário e nupcial, de sua prole. E Eva, por assumir um nome designado por Adão, ganha, em contrapartida, o suporte a si e a suas crias, aceitando ser uma esposa nascida de um homem. Na natureza, Eva procria por óvulos, na cultura, Adão procria por "nome". Ela gera filhos, e ele gera família. Munidos de interesses e deveres, tornam-se núbeis, prontos para "um virar um".

É dessa cesárea, desse parto não natural efetuado pelo ginecologista (e anestesista) Deus em Adão, que são concebidas a família e a sociedade. Nesse contexto de "achados e perdidos", cabe ao homem ser o iniciador do convite para dançar. Sexuada nubilmente, a mulher aguarda a proposta.

Nubilidade e vestimentas – Um virando um

> *E fez o Senhor Deus a Adão e à sua mulher túnicas de peles, e os vestiu.*
>
> (Gen 3,21)

Na nubilidade, a sexualidade está associada à função de gestar e nutrir. Como a gema de um ovo ou como a polpa de um fruto, o casamento excita na direção de prover ninho, de amparar e acalentar. Este ímpeto combina traços selvagens do anseio por adaptação às condições de vida e aos aspectos da cultura humana, pactuados com a intenção de civilizar e instruir.

A força vital, que faz óvulo e sêmen produzirem um terceiro, nutre o prazer núbil. Para além da vida expressa em feto ou em semente, resta ao núbil um gozo, um frisson, algo oriundo da textura e do adocicado da polpa de um fruto. Como se na fronteira de cada um lhes fosse oferecida uma glória atingível apenas por meio de sua individualidade.

Esse prazer que a tradição judaica chama de *nakhes*, o contentamento com o êxito do outro, celebra algo que transcende a própria pessoa, mas que mesmo assim alcança ser experimentado pelo indivíduo. As conquistas do contrato de nubilidade são capazes de sintetizar tal prazer, que até o surgimento dos humanos era desconhecido. Personificar esse prazer na fronteira da experiência de um outro tem a potência de oferecer néctar à vida.

Sempre que um núbil se juntar a outro núbil, ambos poderão experimentar a libido espiritual de conceber e edificar algo. Comumente, isso se associa à descendência, mas não exclusivamente, podendo se manifestar na pactuação de uma casa ou na obra de um lar. E por "lar" entenda-se o espaço forjado por "polpas" da sexualidade núbil capazes de adocicar e dar textura à existência.

O aspecto mais surpreendente da nubilidade é ser ela uma experiência pessoal, apesar de se originar num ato associativo. *Nakhes*, o gozo núbil, não é algo que existe em relação ao outro parceiro ou produzido diretamente pelo outro parceiro. É uma experiência pessoal que personifica um indivíduo. Este se apropria de si no uso do casamento e, estendendo-se para além do próprio sujeito que é, descobre o deleite de "um virar um".

O prazer núbil não é de um homem, mas de um esposo; não é de uma mulher, mas de uma esposa. E a exuberância do outro cônjuge não está em atributos físicos ou contrapartidas de qualquer natureza, mas tão somente em sua motivação núbil.

O casamento não produz dois, e certamente não deveria produzir um único a partir de uma situação fusionada. Um casamento gera "um que vira um" e "outro que vira outro". Nesse lugar transformador, Deus faz túnicas e veste os nubentes.

Diferentemente das folhas de figueira que o humano coseu para ocultar sua nudez porque estava vexado logo após comer do fruto da Árvore da sabedoria, na passagem que citamos há pouco é o Criador quem veste. Tal imagem é própria da nubilidade. A nubilidade oferece, em ato evolutivo, uma nova pele. Enquanto a lagarta se livra de seu casulo para alçar voo e polinizar como borboleta, o humano veste outras peles. Mas o faz num movimento contrário, investindo-se de casulo, de pacto ou lar, numa metamorfose que permite "um virar um". O prazer dessa metamorfose excitada pela febre núbil tem a mesma potência de uma polinização.

Em suas origens, sem os ruídos ou desgastes das más práticas, os casamentos caracterizam, em suas roupagens, não uma repressão, mas uma exuberância. E ainda é assim. Um casamento exala esse "hormônio". As vestes e caracterizações adotadas em bodas de tantas e tão diferentes culturas falam dessa metamorfose com os prazeres próprios da nubilidade. A apropriação de "um virar um", com todos os perigos inerentes às transformações, tão propensas a deformações, ainda assim é experimentada como um êxtase. Mesmo sob o risco de desconstruir a si próprio nesse processo transformador, prevalece no indivíduo a virilidade sexual de se expandir para além de si mesmo. Uma esposa e um esposo deveriam representar a metamorfose promovida pelas forças polinizadoras que transmutam tanto um sujeito de gênero específico quanto seu congênere.

O vestir e a nubilidade são manifestações humanas da sexualidade. Ela se revela em todos os pactos humanos, seja em casamentos ou em sociedades. Podemos criticá-los e fazer troças sobre as aflições inerentes a qualquer metamorfose, mas é fato que essa febre movimenta muito da atividade humana. Grande parte de nossas paixões gira em torno da nubilidade: humanos não querem passar ao largo dos prazeres da esfera núbil. Seja pelas bodas familiares, seja pelas sociais, o deleite de polinizar o nome da família ou a história de sua sociedade é um fator relevante na existência.

SEDE X FOME

Sistemicamente, falta explicitar uma nuance que há na distinção entre as duas febres, a libidinal e a núbil.

A libido é uma febre por experiência de algo desejado; a nubilidade, por sua vez, é uma febre por algo indesejado. Antes que possamos ir para o lugar-comum, de zombaria, acerca dos "custos e agonias" inerentes ao casamento, devemos refletir sobre a origem de tais emoções.

A febre da fome é prazerosa mesmo sem ter sido saciada, e por isso seu erotismo é explícito, já que se manifesta claramente como uma energia de vida. O esfomeado está em estado afrodisíaco e o bom é experimentado de forma notória. A sede, no entanto, não é evidentemente prazerosa, muito pelo contrário, é sabidamente desagradável. Apenas o saciar da sede produz um deleite. Até que esteja sendo saciada, a sede é um incômodo de natureza aflitiva. Ela é bem diferente da fome – um "tesão", uma tensão que agrada. A febre namoradeira da excitação física da libido parece, assim, oposta à febre casamenteira da aflição núbil. Se a primeira tem a vantagem de oferecer um gozo antecipado, a segunda sacia por um gozo adiado. É por isso que muitos desistem da busca dos prazeres núbeis antes mesmo de realizá-los. O desconforto inicial que marca a carência do prazer núbil demove muitos, que preferem dedicação exclusiva às suas fomes.

Há que se considerar que a sexualidade irá produzir, mais cedo ou mais tarde, essa sede. Não reconhecê-la, investindo todo o erotismo apenas na fome, pode desidratar sexualmente um indivíduo. Num mundo que favorece o individualismo e até o egocentrismo, é interessante notar que a sede crônica que mais prevalece em nossa sociedade é a da nubilidade. O celibato núbil não é recomendado a ninguém, nem mesmo ao mais convicto dos hiperativos libidinais.

QUADRO SISTÊMICO

ESFERA	SEXUALIDADE	DESEJO	ATOR	EXCITAÇÃO	GÊNESIS	LIGA	APROPRIAÇÃO	PRAZER	DISFUNÇÃO
FÍSICO	LIBIDO	FEBRE	PROTAGONISMO	FOME	Macho-Fêmea os criou	ENGATAR	Um sendo um	COMER	ABUSO
EMOCIONAL	INTIMIDADE	FLORAÇÃO	COADJUVAÇÃO LATERAL	APETITE	Não é bom estar só	ENCAIXAR	Você no outro	CORTEJAR	ASSÉDIO
INTELECTUAL	GÊNERO	FLORAÇÃO	COADJUVAÇÃO FRONTAL	APETITE	Ajudador-que--faz oposição	ACOPLAR	Outro em você	CONHECER	FETICHE
ESPIRITUAL	NUBILIDADE	FEBRE	PROTAGONISMO	SEDE	Nome (Adão e Eva)	CASAR	Um virando um	VIRAR	PROMÍSCUO

III

PERVERSÕES e PORNOGRAFIAS

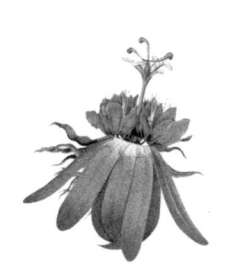

Na abordagem de aspectos negativos da sexualidade, não temos interesse nas definições morais, nem em suas contestações, já que ambas correspondem a enfoques políticos e ideológicos. Nosso olhar se concentrará nos impedimentos sistêmicos à realização da função maior do sexo, que é a apropriação de si mesmo.

Perversões e pornografias não serão vistas como males morais, mas como formas de solidão na esfera sexual. O conceito de "não é bom ao humano estar só" aponta para uma disfunção do ser humano na individualidade. A ideia de que apropriar-se de si mesmo seja um ato relacional evidencia como a consciência pode influenciar os ímpetos mais profundos e primevos de nossa existência. Estes, por sua vez, impactam o senso que temos de nós mesmos e a nossa relação com a vida, desdobrando-se sistemicamente.

As "disfunções" da solidão se manifestam nas quatro esferas, cada qual com sua peculiaridade. As febres estarão na categoria das perversões, e as florações na das pornografias. As perversões serão sintomas de solidão por "friezas", por desligamento, em vez de "febres". Já as pornografias serão sintomas de solidão por "deflorações", por desencaixe, pelo desinteresse em namorar ou florar.

A perversão – da raiz *per vertere*, virar às avessas – se manifesta por uma inversão. Em nossa perspectiva, ocorrerá quando o indivíduo, em vez de apropriar-se de si, tentará apropriar-se do outro.

A pornografia, por sua vez, tem etimologia no radical *porne* que significa "prostituta" ou "a vendida/trocada", e no termo *graphos*, escrever/descrever. Literalmente, o termo diria respeito àquele que escreve sobre prostitutas. O sentido principal do termo diz respeito à entrada de um elemento "mercantilista" nas interações, revelando um corrompimento não por "inversão", mas por "substituição" (trocar isso por aquilo), o que em nossa linguagem corresponde a apropriar-se não de si, mas de outra coisa.

A perversão é a inversão do sujeito, a pornografia é a substituição do objeto.

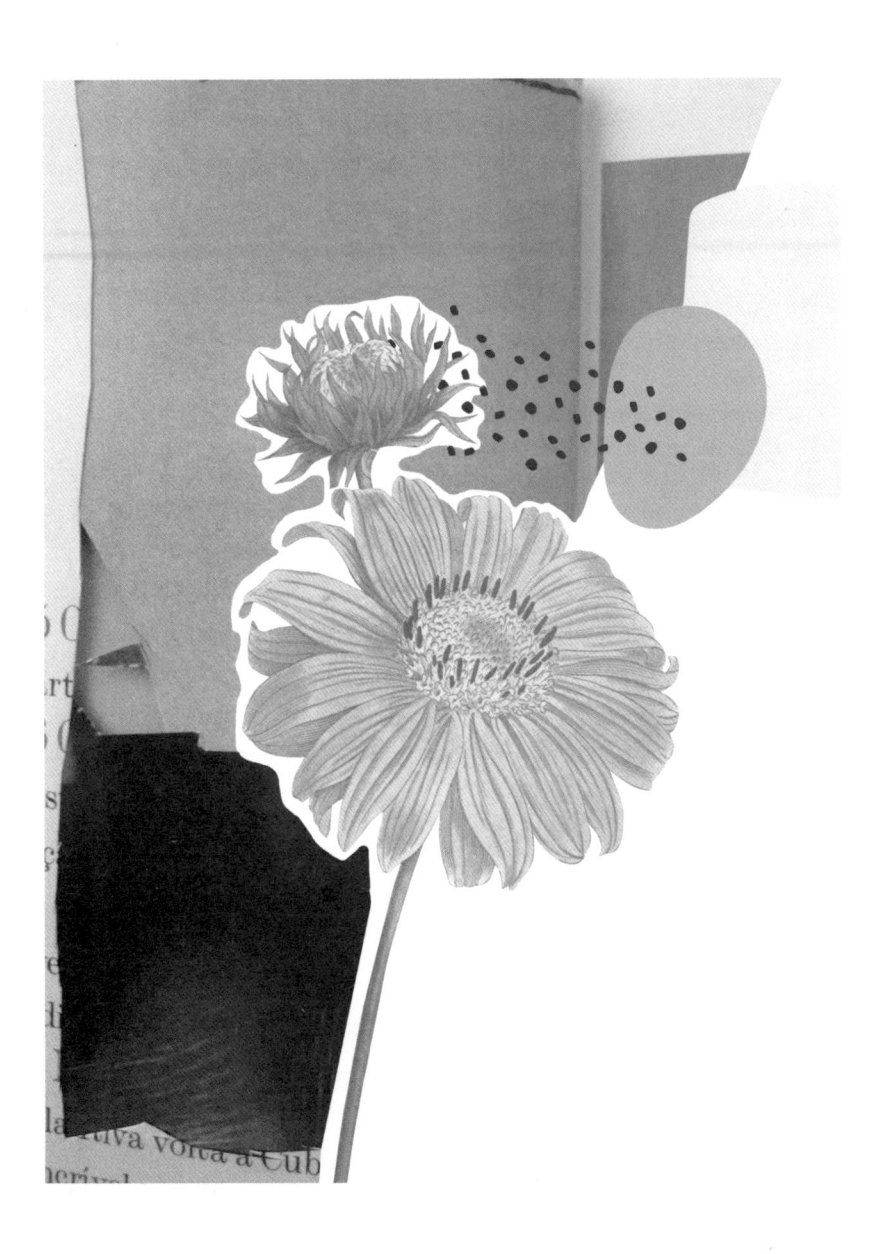

Frieza física
PERVERSÕES DA LIBIDO

(Abuso)

> Quais eram as vestimentas de Adão [antes do comer da árvore]? Seu corpo era coberto por uma fragrância que exalava incenso de ônica e uma aura da glória divina. Ao comer do fruto, o aroma da ônica se desfez, a aura da glória se dissipou e ele ficou nu.
>
> San. 52b

Este comentário sobre a origem da nudez traz a curiosa noção de que ela nasce do ato de se despir. Tal como a esposa é gestada por um homem, a nudez humana é originada por vestes. Essa nudez por desnudamento será a maior marca da relação humana com seu corpo.

O perfume da ônica e a aura divina representam a leveza e a pureza das quais o sujeito é despojado. Dessa perda de inocência surge a nudez humana. Não é de se estranhar que uma das sensações imediatas produzidas por essa perda seja a culpa – o ato de perder a inocência é em si mesmo a experiência da culpa. Quem não é inocente automaticamente é culpado.

As complicações existentes na apropriação de um corpo que se torna visível produzem um corpo político. Este novo corpo está agora inserido numa realidade, o que é diferente de simplesmente fazer parte da realidade. Daí em diante, a libido conhecerá possibilidades de variações e distorções. A libido original ficou preservada em sua natureza febril, mas a possibilidade de outras formas de libido retirou a simplicidade da sexualidade humana e a fez reflexiva. Além do corpo sexuado, passa a haver um olhar para este corpo. Um olhar que indaga, vigia e perturba. A sexualidade física deixa de pertencer ao plano meramente muscular e hormonal para conhecer outras excitações e inibições.

A autonomia que há em poder olhar para o próprio corpo não necessariamente o torna mais facilmente apropriável. Em realidade, a experiência parece favorecer o fenômeno contrário. Além de se deparar com as várias possibilidades de requintar sensações e assim estimular aspirações, belezas e deleites no sexo, o humano conheceu também a obscenidade: o corpo podia agora ser associado à carne, ao mundano, a grosserias e imundícies. Tal percepção responde pela presença de ajuizamentos morais na história da sexualidade humana.

A nudez inventada revelou corpos e fez com que o desejo, de um anseio pessoal, se transformasse num objeto passível de uso e consumo. Manipular a volição erótica como um instrumento de agrado e fomento de experiências permitiu que o humano ganhasse acesso ao sexo desvinculado da procriação. A fragrância da ônica e a tal aura que definiam o próprio corpo, agora sob o olhar e sob a culpa, exigirão que haja uma apropriação do corpo físico. Essa é a razão de a sexualidade ter assumido nuances tão existenciais para além do sentido original de gerar, de germinar.

Nessa nova condição, a libido pode praticar abusos contra outros e contra si mesma. Um substrato possível do uso é o abuso, a tentativa de forçar o outro a interagir não consigo, mas com esse corpo olhado, autoconsciente. O abuso é uma novidade na Criação, já que a violência existente na natureza jamais poderá simular a devassidão de carícias indesejadas ou do sexo forçado, como ocorre na experiência humana.

A perversão reside na tentativa de apropriar-se de si tomando posse do outro, do olhar do outro. Como se apenas o olhar pudesse resgatar a nudez não constrangida de um corpo ausente, sequestrado e despido de sua inocência. Esse é o avesso, o *per vertere* da libido que busca saciar a fome a partir de um outro, quando na verdade a fome é de si mesmo. No entanto, essa outra fome que se projeta sobre o outro é incapaz de mitigar a energia erótica e acaba aprofundando a ausência de si. O abuso, exatamente porque subjuga, concede ao outro o protagonismo tão desejado.

O abuso violenta o perpetrador porque demonstra sua incapacidade de expor o corpo, revelando sua condição desapropriada. Pessoa e corpo não estão no mesmo indivíduo e o abusador faz a dolorosa descoberta de que seu desejo não o representa. Fazer tudo o que um humano deseja não é o suficiente para que alguém possa apropriar-se de si mesmo: o ser humano precisa esgrimir contra seus impulsos para encontrar seu verdadeiro desejo. Para que haja desejo será necessário realizar um movimento transgressor – de descarte, de despir-se de uma certa repressão essencial (como vimos, o ser humano precisa despir-se para ficar nu). Esse desnudar sensual é a sublimação, que entra em embate com idealizações e valores de ordem pessoal e social. Sublimar será a experiência de conter ímpetos, ou, ao contrário, entregar-se humanamente (não animalmente) a eles. Agora despido, sublimado, o indivíduo pode estar nu.

O abuso de si mesmo, por sua vez, se refere ao celibato ou à satisfação solitária por meio de autossatisfação adicta. Seja por repressão ou timidez, toda vez que este corpo se expuser, ele experimentará culpa. Não estamos falando da exposição "pelada", mas da experimentação de si ao olhar para o próprio corpo. Para os humanos, a abstinência sexual significa a perda definitiva de acesso à própria nudez. E isso é algo extremamente cruel. Para os rabinos, a abstinência representa não só um atentado à procriação, mas à dignidade humana. Diante da insatisfação sexual, o divórcio nasce da legitimidade de proteger o direito à própria nudez.

Nudez de corpo e de olhar

> "Percebendo que o Impulso ao Mal, no que diz respeito à idolatria, havia sido controlado, o povo disse: 'Peçamos ao Criador que nos conceda reprimir também o Impulso ao Mal nas questões da lascívia e da luxúria!' Suplicaram então a Deus, e o Impulso ao Mal na sexualidade lhes foi entregue. Eles imediatamente o aprisionaram. Um profeta, no entanto, os alertou: 'Se vocês o exterminarem, o mundo será destruído também!' Então, em vez de aniquilá-lo, eles o mantiveram aprisionado por três dias. Passado esse tempo, sequer um único ovo pôde ser encontrado em toda a Israel. Disseram então: 'E o que faremos agora? Se abatermos este Impulso, o mundo inteiro será destruído!' Por fim, tomaram a decisão de cegá-lo e só então o libertar. Dessa forma, seus poderes seriam reduzidos."
>
> Yoma 69b

A tentativa moral de civilizar controlando a sexualidade é outra forma de abuso. O profeta alerta que suprimir a libido é catastrófico. A nudez humana não é mais revestida de sua pureza, ela requer interação com malícias – doces malícias.

Por mais que lidar com o Impulso ao Mal seja flertar com a decadência e a degeneração, é ele o guardião da nudez do corpo humano. Sem enfrentá-lo, sem passar por ele, não há como apropriar-se de si por via da sexualidade.

O paradoxo de ser o Impulso ao Mal ao mesmo tempo imprescindível e empecilho aponta para o esforço e a arte exigidos no acesso a essa nova nudez. Trata-se de uma nudez de corpo e de olhar. O Impulso ao Mal vai maliciosamente sugerir que só o corpo nos leva à apropriação de nós mesmos. No entanto, o próprio Impulso é parte do olhar, e sua intervenção por si só priva o corpo de sua condição virginal.

Para que não haja abuso contra o outro ou contra si mesmo, será necessário despir o olhar. E a nudez do olhar é fruto do embate com suas malícias e ilusionismos. O olhar confunde o corpo do detentor da libido com o corpo desejado, possibilitando a inversão e a perversão do desejo.

Os sábios refletem, confusos: se não é através do Impulso ao Mal, mas também não é sem ele, como fazer? A resposta é: por meio de uma castração. Por meio de uma adequação a ser artisticamente modelada por cada um e para cada um. Desse processo nasce a apropriação. Os limites que nos impomos refazem, junto com o corpo, os contornos necessários para nos devolver a nudez. E os sábios explicam cirurgicamente como castrar o olhar: cegando. Reduzindo seus poderes e nutrindo-o na exata medida em que nos ajuda na apropriação de nós mesmos. Rabi Shimon ben Eliezer explicita essa ideia numa imagem:

> No confronto com o Impulso ao Mal, a
> mão esquerda deve empurrar para o lado e
> a mão direita deve trazer para perto!

Onde houver olhar, consciência, haverá escolha e arbítrio, mas também a presença do Impulso ao Mal. E os rabinos apontaram com precisão que as três áreas principais da vida em que escolha e Impulso ao Mal se articulam são a competição, a luxúria e a compaixão.

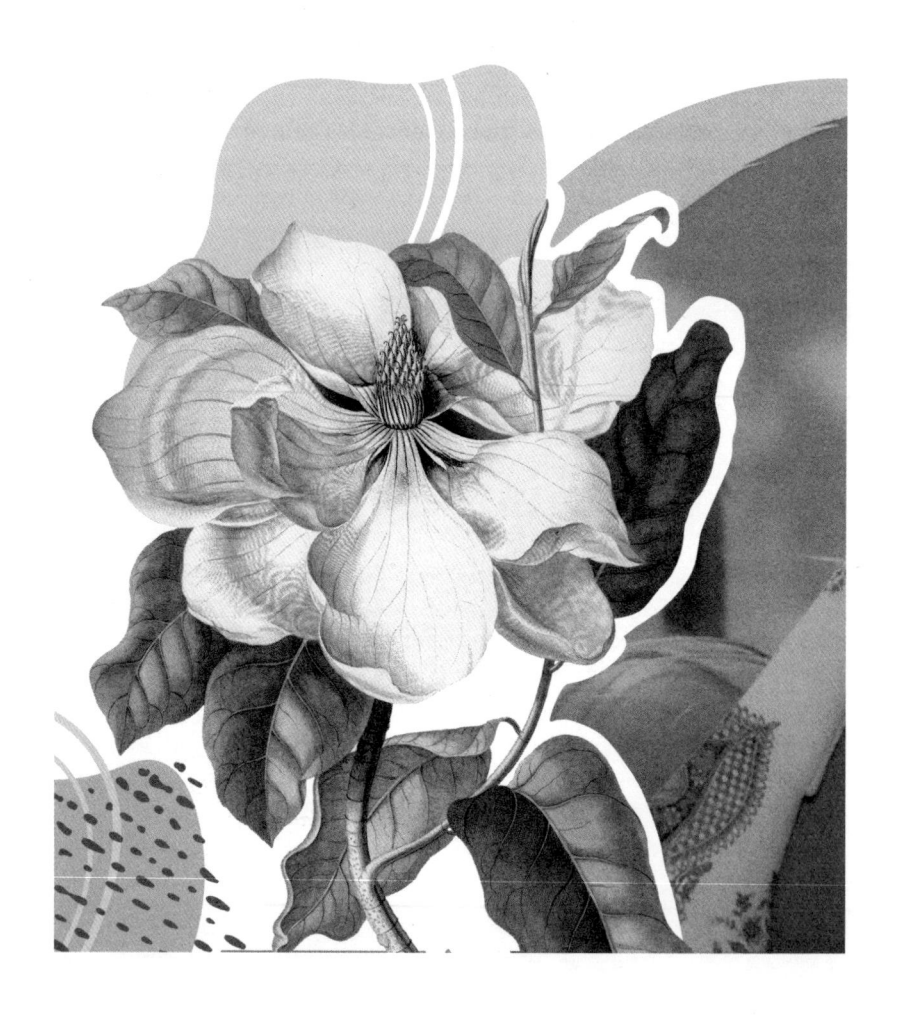

Defloração emocional
PORNOGRAFIAS DA INTIMIDADE

(Assédio)

"Conta-se a história sobre um certo homem que ao ver uma certa mulher foi tomado por uma paixão tão veemente [que o colocou em risco de vida]. Ao vê-lo naquele estado, algumas pessoas consultaram os médicos, que disseram: 'Não haverá cura a não ser que ela se entregue a ele.' Os sábios, no entanto, se opuseram a tal remédio: 'Melhor que ele morra do que ela se entregar a ele!' Os médicos retrucaram: 'Então permitam que ela fique nua diante dele!' Os sábios responderam: 'Melhor que ele morra do que ela ter que ficar nua diante dele!' Os médicos então apelaram: 'Então permitam apenas que ele converse com ela por detrás de um biombo!' Os sábios disseram: 'Melhor que ele morra do que converse com ela por detrás de um biombo!'

E por que tanta rigidez? Disse Rav Papa: 'Para prevenir desgraças sobre a família da jovem.' Rav Aha, por sua vez, disse: 'Para advertir sobre comportamentos devassos para com as filhas de Israel.'"

Yoma 29a

Na história que acabamos de citar, a paixão pretende responsabilizar a moça em questão. Os médicos tratam de salvar a vida do homem, os sábios a dignidade da mulher. Essa passionalidade de vida ou morte é uma representação pornográfica da intimidade. Em nossa construção simbólica, a intimidade tem origem no ato de criação de um ser macho-fêmea, hermafrodita, o que explicaria esse ardor de não poder viver sem a metade de suas partes "siamesas".

A intimidade, porém, é uma lateralidade que não suporta cerco ou domínio. A insistência e a obsessão são incompatíveis com a intimidade. Em geral, enciumados sentem a angústia gerada por essa dependência a ponto de morrer e, infelizmente, mais frequentemente a ponto de matar.

A periculosidade da intimidade negada está na impressão de que o outro possui algo que é fundamental a quem o deseja. Este "algo" é o que definimos como o "você no outro" na intimidade. Como dissemos em seções anteriores, uma floração se manifesta em formas e cores que se encaixam. Estamos falando do cortejo, do estudo mútuo que busca justamente não invadir, mas conhecer as sensibilidades inerentes ao outro, estabelecendo uma companhia que possa minorar a carência de "não ser bom estar só".

Expectativas quanto à "entrega" da moça – ficar "nua" ou simplesmente "falar através de um biombo" – representam uma infração grave. Os sábios são cobrados pela rigidez, mas permanecem firmes em sua decisão. Por mais atenuado que seja, o ato é uma pornografia.

Quando uma pessoa lhe estende a mão e permanece segurando-a alguns segundos para além do adequado, há uma imediata infração de códigos de intimidade. Para aquele que foi constrangido, esses segundos a mais de contato resultam num sentimento desagradável. O contato excedente, assim como o insuspeito ato de "falar por detrás do biombo", produz obscenidade.

A negociação para "salvar" a vida do rapaz revela ter aspectos de uma transação. Uma troca entre o objeto da intimidade, que deveria ser a apropriação de si mesmo, para um novo objeto, que é o "olhar". Essa substituição de finalidade, com certeza, impede lateralidades.

Apropriar-se ou olhar

> *E Bilam ergueu os olhos e avistou Israel acampada tribo a tribo [de tal forma] que se sentiu compelido a exclamar: "A Presença Divina reside em Israel!" (Num 24,2). E o que foi que ele viu? Ele viu que as entradas das tendas não estavam uma em frente à outra [garantindo assim privacidade]. "Tal povo merece que a Presença Divina resida com ele."*

O comentário se refere à passagem bíblica na qual o mago Bilam, cuja intenção era amaldiçoar Israel, acaba por abençoá-la, e propõe que tal mudança tenha sido suscitada pela disposição do acampamento. A visão do cuidadoso encaixe entre as tendas, evitando a frontalidade entre elas, sugeriria nobreza e privacidade, características condizentes com a "Presença Divina". A intimidade, enquanto floração, está associada a sutilezas e respeitos no encaixe com o outro.

Essas tendas são territórios de intimidades. Olhando-as de cima, Bilam percebe que as tribos se organizam como um belo tabuleiro trançado de acatamentos e sensibilidades. Uma disposição como essa é algo muito diferente daquela caracterizada pelo assédio, que se dissimula num interesse de intimidade, mas cuja verdadeira motivação é subjugar e manipular.

Um sintoma de sinal trocado presente no assédio é sua característica febril. Talvez decorra daí o significado de "deflorar". Usado como antítese ao termo floração, no jargão popular "deflorar" quer dizer "desonrar". Quando nas esferas da intimidade e do gênero, a sexualidade apresenta distorções pornográficas sempre que se manifesta por febres – falsas febres.

A intimidade pressupõe um parceiro lateral. A masturbação, por exemplo, é uma autossatisfação que pertence à esfera da libido. Trazê-la para a área da intimidade em geral implica pornografia, ou seja, a troca do desejo de apropriar-se de si mesmo pelo desejo de olhar. Apropriar-se de si mesmo nas esferas das florações exige exposição. Sem esse desproteger--se não há como se despir e encontrar a nudez que sustenta os prazeres da intimidade e do gênero.

Ser convidado para sair ou ser buscado por um pretendente é uma celebração de possibilidades íntimas. E a maestria estará em não permitir que esse momento de lateralidade seja importunado por impertinências libidinais. Gerir esse momento íntimo exige muita sensibilidade. O problema não é demonstrar interesse, sua volição é bem-vinda. O que é incompatível com a intimidade é qualquer forma de manipulação. Nada é mais arrasador à intimidade do que tentar dizer ou influenciar o outro a respeito do que este deve fazer. Prostituir-se é justamente renunciar à floração, é tratá-la como uma febre. Nesse comércio, nessa troca de objeto, só há olhar. E nessa exibição um humano perde a capacidade de desnudar-se.

É curioso que a narrativa bíblica mais explícita sobre depravação e obscenidade, o relato sobre as cidades de Sodoma e Gomorra, tenha seu clímax no olhar. O personagem Lote foge das cidades com a mulher e as duas filhas e é instruído, como sabemos, a não olhar para trás. Sua mulher, no entanto, num ato de voyeurismo descumpre tal determinação e se torna uma coluna de sal. Aqui é preciso que entendamos o simbolismo em torno do sal na Antiguidade. Ele equivalia ao oposto do corpo, do orgânico. Era algo como o plástico em nossos dias. A mulher de Lote virou plástico, uma boneca de plástico, para sempre incapaz de desnudar-se e reencontrar seu corpo.

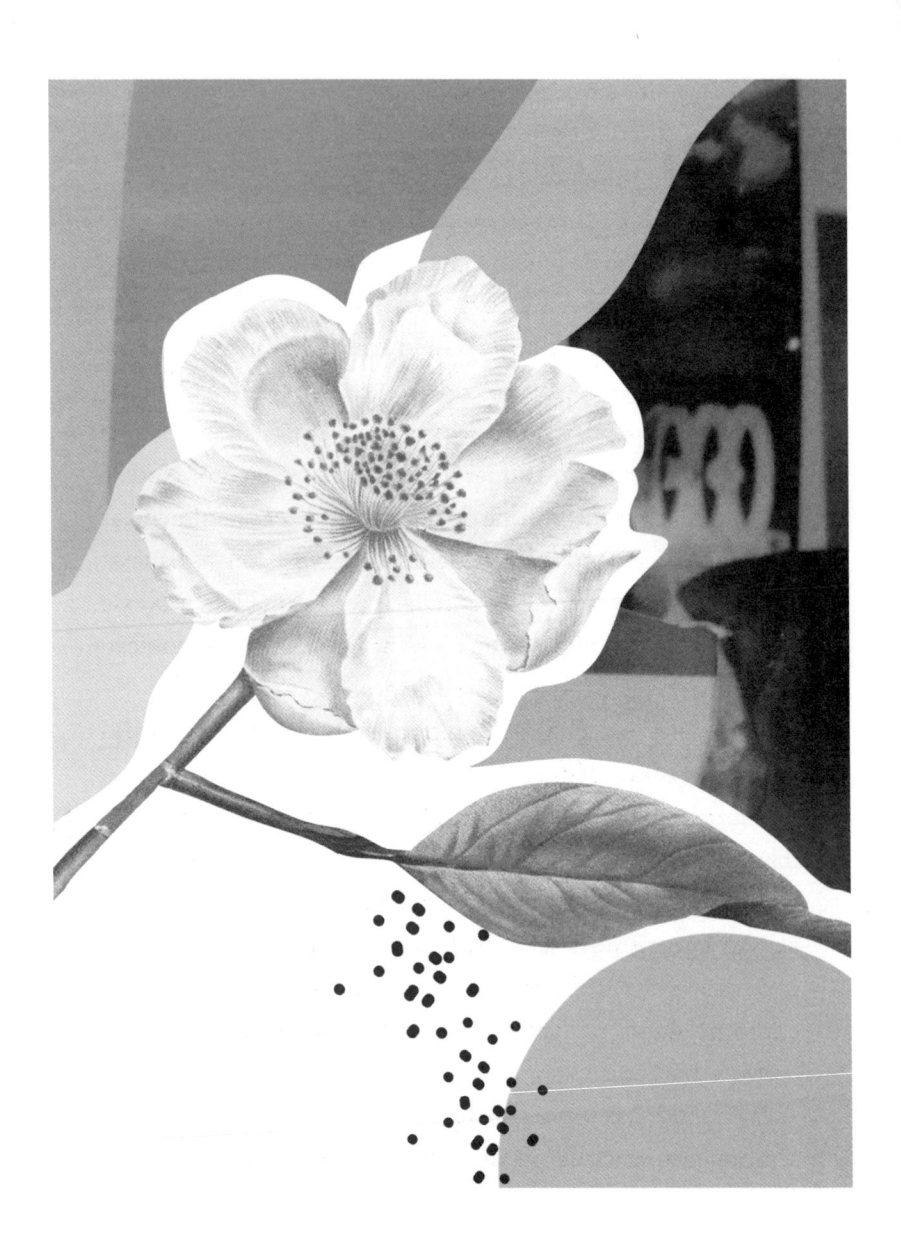

Defloração intelectual
PORNOGRAFIAS DO GÊNERO

(Fetiche)

> Homa, a viúva de Abaye, veio diante do juiz Rava [o melhor amigo de seu marido]: "Decida sobre minha pensão [alimentícia]." E ele o fez. Depois ela disse: "Decida sobre o vinho que me cabe!" Ele disse: "Eu sei que Nahmani [apelido de Abaye] não te servia vinho." Ela disse: "Eu juro, meu senhor, que ele me servia vinho numa taça assim, grande!" Quando ela o demonstrou [ao levantar suas mãos], seu braço ficou exposto. Uma grande luz caiu sobre a sala da Corte. Rava se levantou e foi para casa.
> Ele demandou [sexo da esposa, a filha de Rav Hisda]. [Depois] a filha de Rav Hisda disse a ele: "Quem esteve na Corte hoje?" Ele disse: "Homa, a mulher de Abaye."
> Ela [mulher de Rava] foi atrás dela [Homa] e golpeou-a com um colar até que a expulsou da cidade de Mahoza.
>
> Ketubot 65a

Na condição de viúva, Homa quer sua pensão. O responsável pela decisão é Rava, amigo íntimo do falecido. O texto faz questão de explicitar que este último é tratado por um apelido e não pelo nome, enfatizando o quanto Rava partilhava da vida privada do amigo. Quando Homa demanda pagamentos por "vinho", a recusa vem com outra demonstração de intimidade: "Ele não te servia vinho." Homa contesta e gesticula com o objetivo de representar o tamanho da "taça" na qual Abaye lhe servia vinho, numa explícita evocação erótica. Então um momento imaginário se estabelece: vinho e tamanho remetem respectivamente a libertinagem e virilidade. A história caminha para o clímax dramático, em termos de sensualidade, quando o braço de Homa se desnuda, provocando um cataclisma: uma luz domina o ambiente da corte e perturba tudo. Rava não se controla mais e, convulsivamente, volta correndo para casa a fim de ter relações com sua mulher. E a excitação do marido parece tão incomum, que a faz deduzir que ocorrera algum incidente: "Quem esteve na Corte hoje?!"

O final burlesco, com a expulsão de Homa, revela o equívoco da esposa de Rava ao presumir o que teria acontecido. Não se trata da história de um simples ato de sedução do marido por uma "assanhada". O foco da história não é esse, mas a disputa de intimidades. Rava se sente mais íntimo do amigo, acreditando ser capaz de dominar a narrativa dos detalhes e segredos. De pronto, Homa insinua a existência de momentos que ele desconhece no mais "privado dos privados". Isso o faz subitamente mergulhar nas experiências de luxúria do amigo falecido, experiências sobre as quais ele não fazia ideia alguma. E é este triângulo que tira o magistrado de sua posição ajuizada, conduzindo-o ao desvario incontrolável que narra a história.

Há algo essencialmente frontal em tal experiência, razão pela qual Rava abandona a audiência e vai correndo, incontinente, encontrar a esposa a fim de saciar sua volição. Homa estava descrevendo sua floração frontal com o congênere. A intimidade dela com Abaye potencializa o imaginário de Rava, seu amigo. Abaye é o foco de seu tesão! Não se trata especificamente de um desejo homossexual, mas apenas de uma forma de sexualidade frontal típica da esfera intelectual do gênero. Em situações normais, imaginaríamos que sua lascívia fosse direcionada a Homa, como supõe sua mulher. No entanto, a excitação de Rava é difusa e a única coisa que ele reconhece é que sua natureza é frontal, razão de demandar sexo de sua esposa.

Será preciso seguir o olhar. Homa desnuda o braço, mas o braço em si não é o objeto de fetiche. O tamanho da taça imaginada por Rava ao ver o gesto de Homa é que está produzindo todo esse efeito. Não é um efeito de nudez, mas de olhar. Rava podia jurar que o vinho não era bebido por Homa e Abaye quando estavam a sós, mas eles não só o bebiam como o faziam numa sugestiva "supertaça". É o fetiche da taça que excita, e isso ocorre não por conta de uma libido física, como pareceria, mas por causa do gênero intelectual.

O mapeamento erótico seria o seguinte: 1) Homa demanda soldos para vinho, evocando sua relação com Abaye; 2) Rava nega e diz que não há vinho entre Homa e Abaye, contrapondo-se a ela ao expor sua relação de amizade com Abaye: menciona seu apelido e explana o que sabia sobre a vida particular do amigo; 3) Homa desfere o golpe derradeiro da "supertaça" e retoma a frontalidade dela com Abaye. O que estamos apontando como gênero é a frontalidade no campo da identidade. Ela é fundamental para iniciar um processo erótico de gênero. Condicionados pela cultura dominante heterossexual, ao menor despertar desse tipo de desejo, homens e mulheres buscam ancorá-lo no gênero oposto. Em nossa história, a excitação de Rava está em frontalidade com o amigo Abaye. Ele resiste a essa sensação e superficialmente aparenta redirecionar para sua própria mulher sua incontinência em relação a Homa. Porém, não temos nenhuma indicação de que essa perturbação se dê realmente em relação a Homa, e o eixo da história é conduzido para que a excitação esteja no triângulo de frontalidades constituído por Homa, Abaye e Rava. A Abaye só resta a "supertaça" para representá-lo.

A grandeza da história, sua arte literária está em fazer parecer que uma cena de sedução vulgar seja o que provoca a tensão. Essa, inclusive, é a forma caricata com que a mulher de Rava entende os fatos. A sutileza surpreendente está no fato de que o erótico, aqui, não é libidinal, uma excitação física, mas que ele se origina na esfera intelectual. E isso se expressa na substituição do sujeito por um objeto, a taça. Só através do fetiche da taça é que se liberam as forças irresistíveis do corpo; só pela taça é que surge a nudez – do braço, no caso. Nu, o juiz corre para casa e comete o ato pornográfico ao ter relações com sua esposa. Sim, a pornografia não seria o ato ilícito com Homa, nunca cogitado, mas a troca da energia sexual, pois a relação com sua mulher, nesse episódio, é de caráter substitutivo. Rava deflora sua mulher por conta de um incidente que é da ordem do gênero. Ele a deflora porque há um fetiche, uma substituição. A razão disso pode ter origem em interdições à nudez que Rava experimenta – seja por repressão, seja por outra motivação à qual não temos acesso. O caso, no entanto, retrata uma pornografia de gênero.

Conhecer ou imaginar

> *E conheceu Adão a Eva, sua mulher...*
> (Gen 4,1)

O gênero é uma floração, uma acoplagem frontal, como já definido. O acoplar típico do gênero requer muito maior acuidade no que tange à forma de realizá-lo do que, por exemplo, o encaixar da intimidade. Não estamos falando de acoplagem meramente genital, como na vida animal, mas de uma variedade de possíveis acoplagens para os humanos. Na acoplagem, como no macho e fêmea de uma tomada, deve ocorrer o "conhecimento" do outro. O termo bíblico *yada* tem o significado literal de "copular" e "conhecer". Quando há uma acoplagem de gênero, um conhece o outro. Por conhecer devemos entender "uma forma intelectual de se expor". A frontalidade é extremamente desafiadora porque é um equilíbrio de entregas e domínios, de penetrar e ser penetrado para ambos os envolvidos. Conhecer por acoplagem é a experiência cognitiva de um complemento intuído nunca antes apreciado. Esse conhecimento é parte do resgate da nudez humana e sofrerá desafios mentais, identitários e imaginais que lhe são próprios.

Para um humano exercer seu gênero, ele precisa não apenas cortejar o seu congênere, mas conhecê-lo e executar um ato a ser consumado. Na intimidade, há algo de platônico porque trata-se de um encaixe percebido como a junção com outra metade. Trata-se de algo lateral, que não exige customizar-se – como, por exemplo, o acoplar de uma chave e sua fechadura. Para ser vivido, o gênero depende de um ato de interpenetração que, por si só, faz "conhecer".

Tratar o gênero como um deflorar é cometer uma pornografia. Isso significa substituir o "conhecer" por um ato imaginário – por um fetiche. O fetiche é um desvio atrelado à dimensão do gênero. Em vez do cortejo penetrante há um frisson, uma febre que substitui a frontalidade por uma experiência imaginária do outro ou de parte do outro. Quando alguém nutre sua energia da figura do outro na condição de gênero, fazendo com que ocorra uma excitação de gênero, elimina-se a acoplagem e o que se produz é uma passionalidade que não se consuma. Assim se configura uma pornografia da sexualidade de gênero.

Será o olhar de gênero que substituirá o conhecer do outro pelo ato de apoderar-se do outro ou de parte do outro. Como um desvio, não permitirá que a sexualidade exerça sua função – que é oferecer a apropriação de si próprio. É assim que a representação visual frustra a possibilidade da nudez, bem como a chance de conhecer. O fetiche não oferece conhecimento do seu sujeito, muito pelo contrário, o inviabiliza. Isso porque quando colocamos o desejo num objeto, numa coisa e não em outro indivíduo, nossa experiência de gênero não se consuma.

> *Rabi Hiya bar Ashi costumava se prostrar em orações e pedir: "Possa o Misericordioso salvar-me do Impulso ao Mal!" Um dia, sua mulher escutou sua reza. Então ela perguntou a si mesma: "Visto que por vários anos ele se absteve de mim, por que ele está dizendo isso?"*
>
> *Um dia ele, Rabi Hiya estava estudando no jardim. Sua mulher se enfeitou, passou*

> *por ele e ficou diante dele. Ele então disse para ela: "Quem é você?" Ela respondeu: "Eu sou Libertina [Cheruta, a mais famosa prostituta da região]. Eu voltei hoje." Ao saber disso, ele propôs a ela que tivessem relações. Ela respondeu para ele: "Traga-me uma romã do topo da árvore." Ele subiu na árvore e trouxe uma romã para ela. Quando ele chegou em casa, sua mulher já estava acendendo o fogão. Ele entrou e se sentou dentro do fogão. Ao vê-lo realizar tal ato, ela perguntou: "O que é isso?" E ele disse: "Aconteceu isso e isso." Então ela disse a ele: "Mas era eu!" "Mas de qualquer maneira, minha intenção foi transgredir", ele respondeu.*
>
> Kid 81

Essa história sobre a defloração da própria esposa contém vários elementos. O aspecto de gênero e frontalidade é particularmente interessante porque evoca o imaginário na modalidade de um fetiche.

A história tem início com o homem devoto declarando seu terror de vir a sucumbir a suas tentações. Ele tem desejos, mas se abstém da mulher. Quando esta descobre que a falta de iniciativa do marido não era por desinteresse sexual, mas por algum impedimento, ela elabora seu plano: passar-se pela icônica Libertina, a prostituta rainha do imaginário da região e da época.

O fato de a própria mulher ser capaz de se passar por outra parece atender aos aspectos febris de Rabi Hyia. Ele não quer cortejar sua mulher e conhecê-la, mas possuir Libertina. Aqui o aspecto visual e o fetiche são menos evidentes já que há ocultamentos, mas a esposa sabe que o objeto do desejo não é ela, e sim a própria ereção ou excitação.

Estando Rabi Hyia apartado de qualquer interesse em conhecê-la, a mulher acompanha seu imaginário: "Traga-me uma romã do topo da árvore!" A alegoria fálica está presente no ato de escalar e de ir ao "topo". A romã, aqui, simboliza o gozo. Aparentemente, homem e mulher consumam o ato sexual, já que a romã é entregue a ela.

Quando Rabi Hyia volta para casa, a esposa já reassumiu seu lugar. Vexado, ele busca refúgio no fogão. Este lhe parece ser o local mais adequado – seja por intimar ideias "infernais", seja porque talvez tenha parecido, para alguém consumido por grande aflição, um refúgio simbólico do lar e da mulher, elementos que estariam em risco diante dos acontecimentos recentes.

Ao ouvir a confissão de Rabi Hyia, sua mulher tenta acalmá-lo, compartilhando com ele a informação de que se tratava dela mesma. Não teria havido, portanto, nenhuma transgressão, pois todos os eventos teriam sido experimentados em seu próprio imaginário. Isso, no entanto, não diminui a comiseração de Rabi Hyia, e a narrativa termina quando ele declara que embora os eventos não tenham sido reais, sua intenção foi. Aqui o fetiche é o próprio desejo. Recusando-se a se engajar num processo de conhecimento, Rabi Hyia sonha com a acoplagem genital e sua recompensa. Não se trata sequer de uma ejaculação precoce: essa é uma ejaculação pré-concebida. A prostituta é a garantia da recompensa sem ter que passar pelo processo de conhecimento – sexo mental que nunca se consuma. Não há outro para consumá-lo frontalmente. Com certeza não há Libertina, porém também não há esposa.

Desapropriado de si, Hiya recorre a esse fogão uterino, o único lugar que lhe resta para assegurar-se de que possui um corpo. Seu corpo, porém, não tem mais acesso a sua nudez. Desacoplado, não tendo experimentado nenhuma interpenetração, restam-lhe apenas os resquícios do fim de uma febre e a nítida sensação de que "não há [houve] outro em você". Uma floração permutada por uma pornografia; uma acoplagem preterida por uma ereção. Sem um outro gênero para descobrir em si, restam-lhe as frias imagens que talvez nem o fogão possa aquecer.

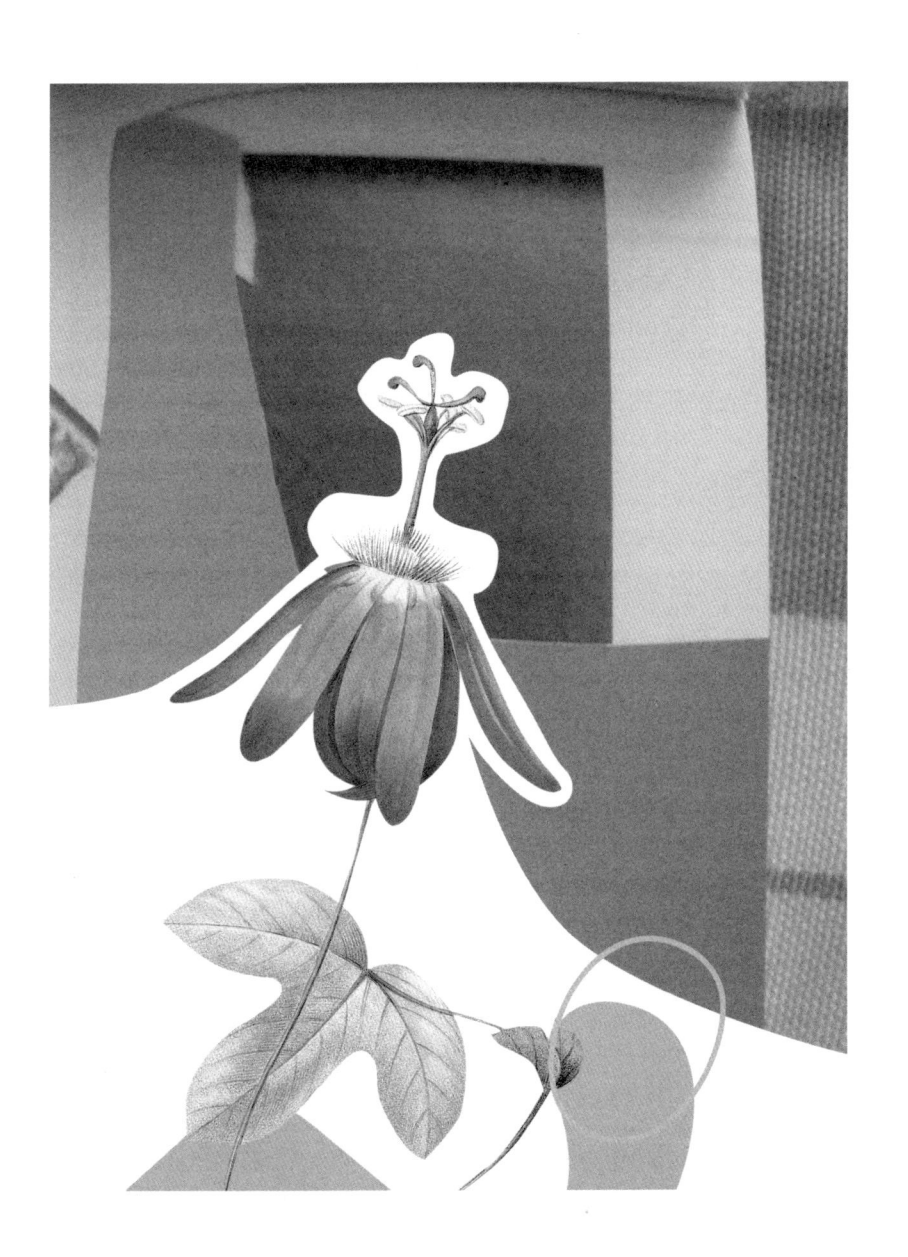

Frieza espiritual
PERVERSÕES DA NUBILIDADE

(Promiscuidade)

Um homem ouviu falar que a principal cortesã de uma cidade no além-mar cobrava quatrocentas moedas de ouro por seus serviços. Ele juntou o dinheiro e o enviou a ela, que então marcou o encontro. No dia e hora combinados, ele se sentou na entrada de sua casa. Avisada por sua serva de que o homem vindo do além-mar a esperava, ela disse: "Deixe que ele entre." Quando o homem entrou, ela havia preparado sete camas [uma acima da outra], seis com roupas de cama de prata, uma com roupa de cama de ouro. Entre cada cama havia uma escada de prata, mas na última havia uma escada de ouro! Ela então [se desnudou] e subiu para a mais alta das camas e sentou-se ali, nua. Ele também [se despiu] e começou a subir para sentar-se junto a ela. Ao retirar a última peça de roupa [as quatro franjas devocionais], uma delas golpeou o seu rosto e fez com que ele começasse a escorregar pelas escadas até que se sentasse no chão. Diante disso, ela também escorregou do alto até o chão, sentando-se a seu lado. E então disse: "Pela Águia de Roma, não vou te deixar sair daqui até que me diga que defeito encontrou em mim!" "Pelo Templo", respondeu ele, "Nunca vi uma mulher mais bela do que você! No entanto, há um preceito da Torá que estas franjas representam. Ali é dito: 'Eu sou o Senhor teu Deus, que executa as penalidades e as recompensas!'; e eis que as quatro franjas me pareceram como quatro testemunhas [prontas a depor contra mim!]." Ao ouvir isso, ela então disse: "Não vou te liberar até que me digas o teu nome, o nome da tua cidade, o nome de teu mestre e o nome da escola onde estudas a Torá!" Ele escreveu tudo num pedaço de papel e deu a ela.

Depois disso, a cortesã dividiu suas possessões em três lotes. Um ela entregou ao governo, o segundo para os pobres e o terceiro guardou para si; quanto às roupas de cama mencionadas, essas ela também guardou.

> *A cortesã foi então à casa de estudos de Rabi Hiya e disse a ele: "Mestre, instrua seus pupilos para fazer de mim uma prosélita!" Ele disse a ela: "Minha jovem, talvez você tenha ficado de olho em um dos meus discípulos?" Então ela lhe entregou o pedaço de papel escrito pelo homem do além-mar. Ao ler seu conteúdo, Rabi Hiya disse: "Siga em frente, você merece o marido que está a ponto de obter!"*
> *Passado algum tempo, as mesmas roupas de cama que ela havia estendido para o ato promíscuo puderam ser estendidas em nubilidade.*
>
> B. Mets. 44a

Essa narrativa transita por várias questões fronteiriças à moral. Ela contém, porém, um acalanto, algo meigo e benigno em meio a tantas possíveis derrapagens em sua interpretação. Estamos diante de um caso que é o inverso da história de Rava no tribunal com Homa. Na narrativa que acabamos de ler acontece um esfriamento, uma brochada que nasce de uma nova dimensão da sexualidade. Ao ser golpeado pela franja devocional, o rapaz perde instantaneamente sua ereção, o que é representado pela imagem literária de se descer escadas abaixo até o chão. O anticlímax é repetido pela prostituta, que faz o mesmo percurso brochante.

É nesse momento que a narrativa fica interessante. Questionado se havia algo repulsivo nela ou nos arranjos previamente montados, o jovem deflete a ideia moral de preconceito ou repressão. As quatro franjas testemunham o desejo por outra esfera de sexualidade a ponto de ser esta pervertida, invertida. Não se trata da negação do desejo em si. Tal sublimação é um redirecionamento do desejo, talvez sua ampliação. O desejo foi redirecionado, mas não reprimido – prova disso é que ele contagia a cortesã. Ela também começa a ansiar por alguma forma de sexualidade que antes sequer contemplava. Até então uma prostituta, a que se troca por "grafia", por olhar, ela vai experimentando uma forma de desejo que a história irá aos poucos revelar. A chave, aqui, ou seja, aquilo que muda o curso dos eventos é a capacidade que o jovem tem de revelar não sentir qualquer desdém pelo desejo promíscuo, mas a clareza de que deve buscar satisfazer seu desejo de outra forma, que se mostrará pela via núbil.

A compreensão da cortesã é imediata. Ela quer os seus dados: seu nome, o de sua cidade, de seu mestre e de sua escola. Esse jovem, especificamente esse, tem um lugar para além da sétima cama. A cortesã vende suas posses, as mesmas pelas quais havia sacrificado tanto do próprio desejo, realizando assim um gesto de compreensão e de mudança dos valores – não morais, mas sexuais. Ela agora busca uma sexualidade nunca antes alcançada e encontra em si mesma esse desejo.

A história nunca condena o desejo, apenas aponta que ele pode estar em outra esfera e que pervertê-lo pode não ser a melhor escolha, mas tão somente a subjugação a uma febre menor. E é sobre febre que a história narra. Para além do mar e para além de converter-se ao mundo do jovem, a cortesã está possuída por uma volição incontida: casar-se com ele.

A imagem final revela que com o mesmo requinte – com as mesmas sete roupas de cama – uma nova energia sexual é vivida na esfera da nubilidade. Em vez de ambos possuírem um ao outro, um pagando e o outro recebendo, aqui não há engatar (comer), encaixar (cortejar) ou acoplar (conhecer), mas casar: "um virando um."

Com seu potencial transformador, a função núbil não une ou funde as pessoas, mas as faz virar algo diferente. A vida se transforma de lagarta em borboleta: sai do ser e seus interesses de sobreviver e vai frutificar graças aos interesses de polinizar e fecundar.

Sim, o ser humano moralizou a fecundação em nome de instituições e políticas, mas o mais grave foi retirar a energia fecundante, de gênese e de renovação, do âmbito da sexualidade. Há Eros na nubilidade, e a história do jovem e da cortesã tenta representá-lo.

A noite nupcial careta teve sete camas! A qualidade erótica dessa noite equivale à noite não vivida num lugar invertido. Agora ela pode ser usufruída numa esfera onde ambos podem apropriar-se de si: "um virando um."

O jovem e a cortesã conhecem o sentimento núbil e são capazes de viver sua febre. Ao impedir a frieza que se estabeleceria e sobre a qual testemunhariam as franjas, a passionalidade do jovem arrasta a cortesã para um lugar tão impensável que levará um devoto a ser o parceiro núbil da prostituta, e a prostituta a parceira núbil de um devoto.

A perseverança do desejo, e não sua repressão, é que é a tônica. Em outras palavras: o foco está em reposicionar o desejo a fim de que ele não se perverta; até que ele possa se manifestar pleno de sua real potência.

Todas as narrativas núbeis são semelhantes de alguma forma. Elas representam o momento em que a atração física, os cortejos laterais e os interesses frontais que iniciam a aproximação sexual (por processos sexuais internos) amadurece e se torna o desejo de "um virar um" pelo casamento. Será um enorme desafio a qualquer casamento, independentemente de sua longevidade, saber estender as sete roupas de cama sobre as sete camas da nubilidade sexual.

APÊNDICE

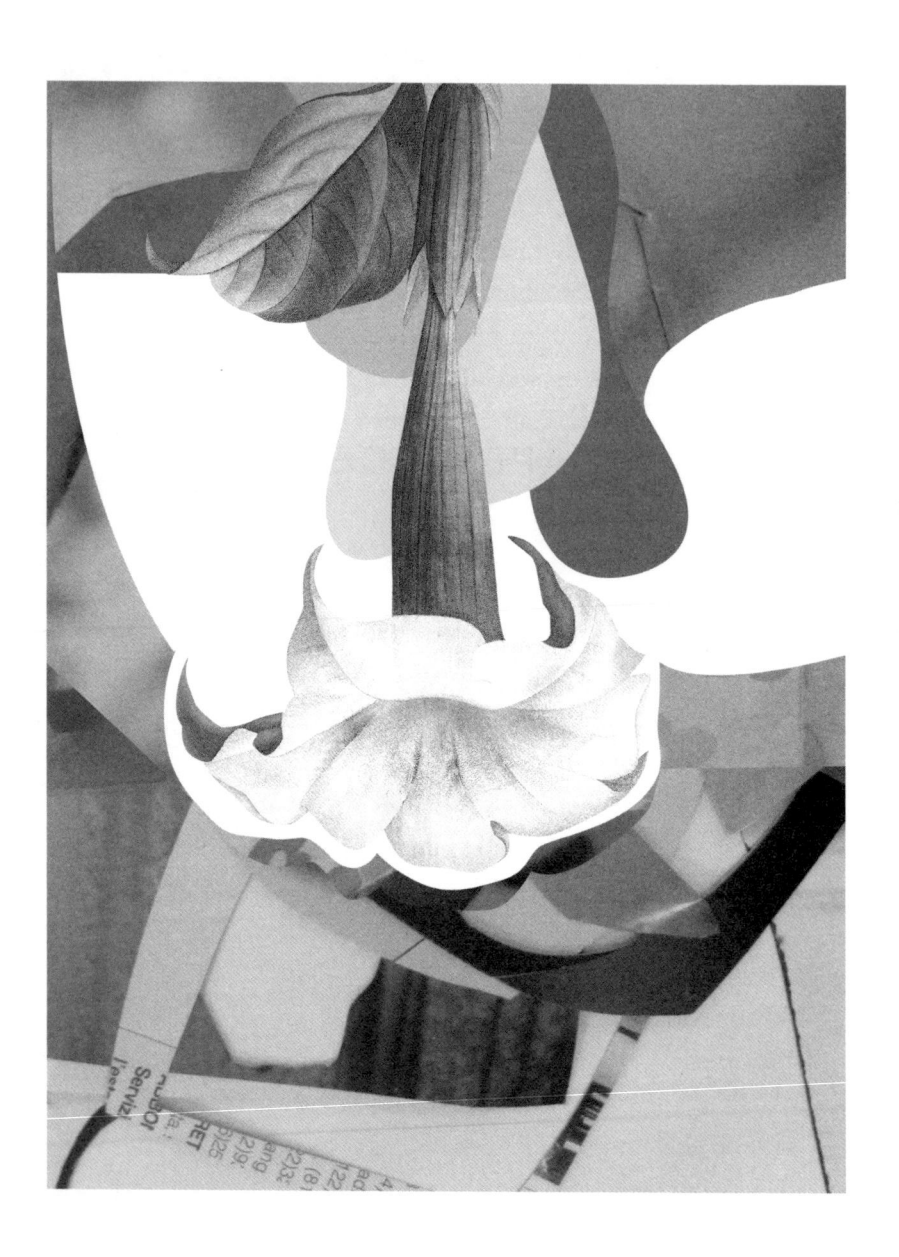

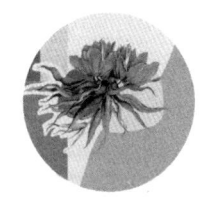

1
Sexo e incontinência

> *Rabi Ilai, o Sábio, disse: "Quando uma pessoa perceber que seu Impulso ao Mal está a ponto de subjugá-la, que se desloque a um lugar onde não a conheçam e coloque vestimentas pretas, cobrindo-se completamente de preto; e [não conseguindo se conter] faça o que o seu coração deseja, mas sem profanar abertamente o Nome dos Céus!"*
>
> TALMUDE HAG. 16A

É curioso que nessa citação haja o reconhecimento implícito de que a natureza sexual é um elemento selvagem, uma força crua da vida. Por mais que as construções morais, os costumes e a sociedade estabeleçam regras para atender a valores em "Nome dos Céus", expedientes de escape para o indomável devem ser disponibilizados. Reprimir é como jogar combustível na já inflamável essência do desejo.

O que pode parecer ao primeiro julgamento um convite à hipocrisia, com Rabi Ilai, o Sábio, sugerindo que se busque um lugar recôndito e que se cubra de preto, como num luto próprio, na verdade revela a sabedoria que há em não interditar a possibilidade da transgressão.

A alternativa à sublimação, quando esta se mostra inviável, é a transgressão. Ela é mais adequada do que a repressão, que tenta sufocar forças que, de tão primitivas, transbordarão de alguma maneira incontida.

A incontinência é uma realidade para qualquer corpo. Há as da tenra idade, há as da velhice e as dos tempos viris. Que o Talmude tenha clareza dessa condição e busque a integração impossível entre civilidade e incontinência é profundamente sábio e humano.

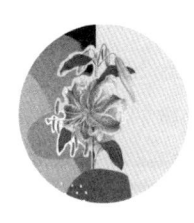

2
Sexo e estupro

> *Certa vez, uma mulher veio até Rabi Judah, o Patriarca, e disse a ele: "Eu fui estuprada!" Rabi Judah questionou: "Mas a experiência foi prazerosa para você?" [Se sim, ela teria que se divorciar do marido.] Ela respondeu: "Suponha que alguém imergisse seu dedo num pote de mel e o colocasse à força em sua boca em pleno Dia do Perdão [Iom Kipur, um dia de jejum]. A experiência não lhe traria aflição no início, mas, no momento seguinte, um certo agrado?" Rabi Judah aceitou o argumento.*
>
> Talmude Hag. 9b

Com cerca de um milênio e meio de idade, esse fragmento revela o quão antiga é a atitude masculina de atribuir conluio à vítima de estupro. De maneira sagaz, a mulher consegue demonstrar que, quando se trata de sexualidade, nenhuma experiência meramente sensorial pode atenuar a violência e o abuso sofridos. Sua astúcia se revela até na imagem da "penetração" por um dedo coberto de mel.

A comparação com o Dia do Perdão é precisa. Se, para o rabino, a autonomia de suas convicções lhe ajuda a apropriar-se de si e de sua identidade, no caso da mulher a soberania sobre o corpo determina a integridade da pessoa humana. O corpo humano pertence exclusivamente a seu sujeito, e quando alguém desrespeita isso, fere profundamente a existência.

Desapropriar uma pessoa de si mesma é a profanação derradeira porque ataca criatura e Criador num só golpe. Usar a natureza humana para tentar incriminá-la por essa violência é ainda mais nefasto. Claro que no Dia do Perdão um devoto está com fome e claro que seu corpo estará inclinado a atender sua natureza, mas o rabino não está na sua fome nesse dia – ele está no sujeito de sua identidade. Da mesma forma, uma mulher não é um corpo que responde a excitações, mas uma consciência que o habita.

O mel só é um símbolo da sexualidade se for o subproduto de florações. Este suposto mel ou este suposto prazer não atenuam a brutalidade, muito pelo contrário.

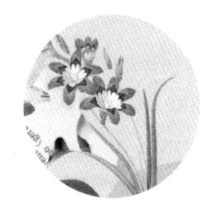

3
Sexo e intimidade temporária

> *Quando Rav vinha a Darshish, ele anunciava:*
> *"Quem será minha por um dia?"*
> *Quando Reb Nachman ia a Shehunzib,*
> *fazia com que se anunciasse: "Quem*
> *será minha por um dia?"*
>
> Yoma 18b

Esses enigmáticos fragmentos de histórias do Talmude são uma provocação. Aludem, supostamente, a uma possível demanda por intimidade temporária. Para Ruth Calderon*, que intitula essas histórias de "Noiva por uma noite", o contexto seria o da chegada desses rabinos às cidades descritas para passar o sábado, o *shabat*. De acordo com a tradição, o sábado é um dia privilegiado para a relação sexual.

As narrativas descreveriam rabinos hospedados em duas cidades durante um sábado e que demandariam atendimen-

---

* Ruth Calderon é autora do livro *Noiva por uma noite* (*A Bride for One Night*, 2014).

to. Em seu livro, Calderon preenche as lacunas abissais desses textos radicalmente econômicos: tenta conjugar uma suposta legalidade a uma possível intimidade vivida numa única noite, garantindo a esta última a sacralidade de um casamento, mesmo que efêmero.

Perplexos, tentamos conjugar uma relação provisória que possa conter, além da libido, a febre da nubilidade. E por que esta última seria importante? Porque a nubilidade é um frisson muito poderoso. Encontros que se constroem como uma experiência única podem conter a eternidade na entrega que fazem acontecer, chegando a ser um evento perene num único dia. "Até que a morte os separe" são lembranças para a vida inteira que podem ser deflagradas numa experiência singular. Seria possível declará-las assim? Seria possível a interinidade alçar-se a amplitudes existenciais?

Sem explicar como e sem nos oferecer detalhes que provavelmente gerariam uma infinidade de implicações perigosas, o Talmude defende a solicitação. A natureza da própria sexualidade exige que o desejo não seja reprimido antes de sua reivindicação. Se foram atendidos, se quiseram consumar esse clamor, isso não nos é dito. Mas pelos séculos afora o texto grita pelo direito que temos de solicitar o que nos é implantado no âmago da existência – a força de Eros.

Os rabinos exigiam sobre a comunidade sua requisição. Não era diretamente à "noiva" que demandavam o encontro, o que poderia abrir toda a sorte de dúvidas sobre este ato, mas à sociedade que os acolhia em hospedagem. E a sexualidade está entre as necessidades de um ser humano. E se você está se fazendo perguntas... Saiba que as narrativas minimalistas não se prestam a responder, mas a legitimar boas questões.

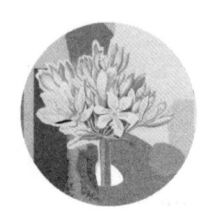

4
Sexo e tamanho

> *Rabi Iochanan disse: "O pênis de Rabi Ismael, filho do Rabi Iose, era maior que um cantil de nove kavs."* Rav Papa disse: "O pênis de Rabi Iochanan era tão grande quanto um cantil de cinco kavs. Outros diziam que era de três kavs. Já o de Rav Papa era do tamanho de uma cesta da Harpenia."*
>
> TALMUDE B.MTS.
>
> *KAV – MEDIDA TALMÚDICA DE VOLUME.

Por séculos, comentaristas perplexos se debruçaram para interpretar essa exibição fálica e viril. Apresentaram versões pudicas, rejeitando o sentido literal da palavra *ever*, "pênis" em hebraico, entendendo-a como "músculo do braço", ou como o tamanho das "refeições".

Outra explicação, mais convincente, revela que o trecho que antecede essas comparações sobre os "bem-dotados" versava sobre uma mulher da nobreza que teria duvidado da paternidade de Rabi Papa e de Rabi Ismael. Disse ela: "Seus filhos não são seus!" Ela os insultava, insinuando que o fato de serem obesos os impedia de copular com suas mulheres. Não haveria "acoplagem" possível diante da extensão de suas barrigas, o que os manteria incapacitados de "encaixar".

Nesse contexto, o trecho acima estaria rejeitando tal hipótese, atribuindo ao tamanho genital dos ditos rabinos a proeza de vencer o desafio da distância imposta por suas barrigas e capacitando-os a efetuar o necessário "engate". Seja por eficiência ou exuberância, a genitália é sempre associada a ambas as funções. Ela deve atender às especificações "técnicas" para ser eficiente, adequando-se aos requisitos próprios de "frontalidade", além de manifestar a opulência comum a qualquer floração. De flores a babuínos, a coloração, a fragrância e a magnitude derivam do pavoneio das florações. E o maior atributo desse trecho bizarro do Talmude é reconhecer a fisicalidade inerente ao sexo. Sem embaraços e de forma direta, a passagem indica o corpo e sua nudez como aparatos essenciais ao sexo. Apenas por sua apropriação a sexualidade pode ser representada. Daí a importância de acoplagens e encaixes, típicos do que tem forma e corpo.

5
Sexo e etiqueta

> *Rabi Hisda aconselhava suas filhas: Haja com modéstia perante seu marido. Não coma [em demasia] [para que sua glutonia não lhe seja repugnante]. Não coma vegetais à noite [porque causam mau hálito]. Não coma tâmaras de noite ou beba cerveja à noite [porque são laxantes]. Não se alivie onde ele se alivia. Lembre-se de que o que é oculto é mais atrativo do que o exibido!*

Filtrando as questões culturais e os estereótipos implicados nesses conselhos de um milênio e meio de idade, vemos a preocupação estética e a adequação como elementos requeridos na sexualidade. A fisicalidade do sexo convida a interagir com o corpo de outro e permite que o erotismo utilize todos os sentidos do corpo para engrandecer a experiência erótica.

No entanto, na concepção física, o erótico é sempre oculto. Na sexualidade, mesmo as permissões mais invasivas e ousadas são experimentadas num espaço de consentimento, não de uso. Depender de autorizações ou acolhimentos faz dos contatos mais explícitos algo profundamente misterioso.

Rabi Hisda alerta que desleixos tal como o mau hálito, a vulgaridade ou a pouca-vergonha não revelam a nudez humana com a qual se dá a sexualidade, mas tão somente a estrutura animal que subjaz em nosso corpo. Essa fisicalidade é o oposto do erótico.

Nada é sujo ou indecente na sexualidade se os parceiros estiverem disponibilizando e franqueando seu corpo mediado por uma refinada afirmação de autonomia. Se, no entanto, o que se oferece é por frouxidão ou desleixo, o luxo da luxúria rapidamente decai ao lixo do desleixo.

6
Sexo e traição

Homens são de Marte. Mulheres são de Vênus. Traidores são de abóboras; traidoras são de melões!

> *Quando um marido se movimenta entre abóboras, a esposa faz o mesmo entre melões.*
>
> TALMUDE MEG. 12B

Essa curiosa passagem deseja revelar que se existe a semente da infidelidade, ela existe para ambos os congêneres. A traição é uma função da esfera do gênero, da frontalidade. Por isso, adulterar sempre será o registro do ato de uma "acoplagem" ilícita – mais do que uma excitação ou um envolvimento de intimidade.

Ao mesmo tempo, é na esfera da nubilidade que a percepção de ilegalidade é mais predominante. Como a nubilidade é o contrato condicional de uma incondicionalidade, ele espera, duplamente, contrapartidas e, por mais paradoxal que isso possa parecer, se apresenta como algo ilimitado, pleno. Isso não é uma hipocrisia, mas o desenho de um contrato que não se parece com nenhum outro. É o contrato de quem se casa, de quem deseja ser um nubente, ou seja, o contrato de um acordo abrangente e irrestrito por natureza.

Essa aparente contradição que há em condicionar a promessa incondicional é que produz o sentimento de traição. A deslealdade do adultério não é para com o outro, mas para com a natureza contratual da nubilidade. Esse é o lugar instável das duas realidades singulares da sexualidade humana. Não há gênero ou nubilidade em nenhuma outra espécie. E esses dois aspectos nascidos da consciência e da natureza "de não ser bom estar só" podem colidir. O gênero demanda qualidades de frontalidade que vão para além da procriação, e a nubilidade contempla construções que envolvem família e procriação na esfera da responsabilidade parental.

No entanto, não parte da nubilidade a insatisfação que leva à traição. É o gênero que contempla a fisicalidade dos acoplamentos. Não usufruir de qualidade na experiência de acoplar perturba os gêneros. E a potencial traição por parte de um implica a potencial traição por parte do outro.

O mais curioso, no entanto, é especular sobre a diferença de movimentar-se entre "abóboras" e "melões". Abóboras e melões são frutos de florações baixas e permitem o ocultamento necessário para a suposta ilicitude. Se há semelhança, porém, o ditado chama atenção para a distinção.

Toda traição é motivada por carência de gênero e nesse sentido ela é igual para todos. Daí a comparação entre "abóboras e melões". A abóbora é um fruto, e o que determina isso é o fato de possuir sementes – quase idênticas, aliás, às dos melões. Mas ainda assim há diferenças: a traição na condição hormonal masculina é mais densa e marcada por textura; na condição hormonal feminina, é mais doce e rarefeita, simbolizando as nuances.

Já a "movimentação" pelos espaços ilícitos é bem semelhante tanto no homem quanto na mulher, pois a vegetação de ambos os frutos, mesmo baixa, é densa e propícia a "moções" em lugares escusos.

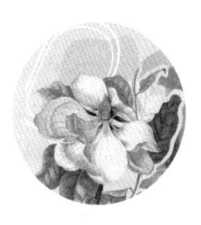

7
Sexo e frequência

> *Para um trabalhador comum indica-se cumprir com suas obrigações conjugais duas vezes por semana. Rabi Hanina disse: "Isso apenas se trabalhar na própria cidade. Se for em outra, pode fazê-lo uma vez por semana. Já para os condutores de mulas, recomenda-se uma vez por semana. Para marinheiros, porém, a frequência pode ser de até uma vez a cada seis meses. Nos casos comuns, privar a esposa por mais de uma semana estabelece jurisprudência para iniciar um divórcio."*
>
> *Em seu comentário, Maimônides alerta: "Não se deve procurar a esposa como um galo, mas deve-se, ao contrário, limitar as relações a uma vez por semana."*

É curiosa a importância da frequência na sexualidade humana. Para outras espécies há uma interligação mais direta entre disposição orgânica hormonal e excitação da energia sexual. Para os humanos, o fato de a sexualidade estar presente em certos aspectos mentais é algo que se relaciona diretamente com a frequência sexual.

Para os humanos, a assiduidade tem relação com disciplina e reafirmação. É comum não só haver dependência do prazer como a necessidade de se comprovar a potência. A frequência produz um senso assegurador, além de asserção de vigor e soberania.

É importante perceber que o excesso pode ter o efeito contrário, favorecendo inseguranças e também a perda de qualidade da apropriação, fator tão fundamental à sexualidade. Talvez por isso a frequência deva ser regulada, como propõe o Talmude. E o critério da disponibilidade parece interessante, já que coloca a sexualidade no *habitat* da rotina e da normalidade. Da mesma forma que as necessidades humanas conseguem gerar estímulo sexual desvinculado do sistema reprodutivo, talvez consigam adaptar-se também a prazos diferentes, desde que contemplem todas as dimensões da sexualidade.

Por esta perspectiva, para um humano seria tão natural experimentar o sexo diariamente quanto uma vez a cada seis meses. Para um animal, que é regido por períodos de cio, qualquer uma das propostas pareceria inadequada.

As implicações entre insatisfação e divórcio são fundamentais para se reconhecer a centralidade da sexualidade na vida humana. Um humano que não pode apropriar-se de si é um caso gravíssimo de desconcerto. Isso vai atingi-lo nas esferas física e emocional, mas principalmente nas áreas intelectual e espiritual.

Maimônides faz também um alerta ao aspecto destrutivo da banalização ou do uso adicto da sexualidade. Não seja como um galo! Quando assoberbado em seu ofício, um galo tem a enorme gratificação de estar fazendo o que um animal de sua espécie deve fazer. Essa recompensa, porém, não está disponível a um humano. O "galinha", com certeza, sabe do que estamos falando!

8
Sexo e culpa

> *Dizia-se que Rabi Eleazar ben Dordia não perdia uma única prostituta no mundo sem que com ela tivesse relações sexuais. Certa vez, ao ouvir que havia uma prostituta das cidades portuárias que aceitava uma bolsa de denários como pagamento, tomou uma bolsa repleta de dinheiro e atravessou sete rios pela tal mulher. No momento em que estavam tendo relações, ela soltou gases e disse: "Assim como estes gases que soltei jamais retornarão a seu lugar, assim Eleazar ben Dordia jamais será aceito em arrependimento nos céus!"*
>
> Av. Zara 17a

Essa história é bem mais longa. Ela discute o tema do perdão: o "herói", Rabi Eleazar, vai sair dessa noite de amores bastante aflito. A narrativa continua com ele buscando ajuda para ser perdoado – o que eventualmente consegue. Para o que importa aqui, o interesse está na relação entre sexualidade e vazio, entre luxo e lixo, entre a luxúria do luxo e a imundície do lixo.

De maneira surpreendente, a narrativa usa o ato de se aliviar de gases como metáfora da dimensão mundana de todo humano. O grande *connaisseur* de prostitutas sai maculado pelo golpe certeiro desferido pela meretriz. Ela expõe o mundano não só pela profissão que exerce, mas pela incontinência dos gases que solta. E logo desfere ao sábio seu soco narcísico ao arrastá-lo para o epicentro do vulgar e da devassidão: Rabi Eleazar é parte do ordinário, do corpóreo e do repulsivo presente nos gases da materialidade.

Esse é um lugar onde a sacralidade do sexo nada tem a ver com o espaço moral ou das repressões. O jogo corporal e a nudez podem ser ambivalentes para um ser humano. Atender aos desejos humanos é sempre um ato limítrofe entre o sublime e o ridículo. Daí a dificuldade de educar os filhos de forma que se sintam confortáveis para experimentar a sexualidade, mas não exageradamente, a fim de que não percam o senso de propriedade. A abstinência produz uma indigência existencial, assim como a devassidão degrada a identidade humana.

Eleazar encontrará "perdão" e seu pecado se mostrará não mais como uma "danação" incorrigível. Sua compulsão libidinal era um desarranjo, algo que o texto consegue tão bem retratar por incontinências intestinais.

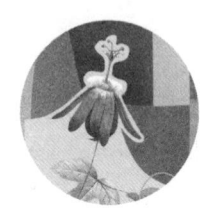

9
Sexo e autoconhecimento

> Os rabinos Rav e Rav Iehuda, ambos possuindo forte impulso ao sexo, estavam andando juntos quando uma certa mulher apareceu andando à sua frente. Rav disse a Rav Iehuda: "Vamos sair rapidamente daqui [para evitar que aconteça de ficarmos isolados com ela e venhamos a pecar]." Rav Iehuda disse a ele: "Mas não fostes tu, Mestre, que afirmou que a homens de boa moral [como nós] é permitido ficar isolado com uma mulher?" Rav respondeu: "[Sim, mas] quem disse que estava me referindo a você e a mim?" Rav Iehuda questionou: "Então homens como quem?" Rav respondeu: "Como Rabi Hanina bar Papi e seus colegas [que já demonstraram ser capazes de resistir a tentações]. Todos os demais não são confiáveis neste tema."
>
> KID. 81A

Rav sabe que a sexualidade é uma natureza. Um dos maiores equívocos é ficar testando a própria integridade, contrapondo-se à natureza. A natureza é maior e as vitórias pontuais sobre ela são obtidas através do perigoso recurso da repressão. Reprimir, como o termo explicita, apenas debela momentaneamente, mas só faz fortalecer o sentimento em questão.

O sábio reconhece que o grande expediente da sabedoria é se antecipar às situações. Somente num tempo anterior, com as naturezas ainda não tendo sido evocadas, podemos exercer o controle sobre energias essenciais. Por isso, conhecer a si mesmo é o artifício mais eficiente para gerir nossos interesses. O autoconhecimento desarma as armadilhas – que, se ativadas, revelarão a vulnerabilidade de todos.

Um dito rabínico afirma: "Quão maior for uma pessoa que seu parceiro, igualmente maior será o seu Impulso ao Mal em relação a seu parceiro!" Quanto mais sábia ou sofisticada uma pessoa é, maior será seu risco diante das naturezas. O senso comum imaginaria o contrário. O fato, no entanto, é que o refinamento tem efeitos colaterais: ele pode produzir afetações e fraudes provenientes da capacidade turbinada de racionalizar e de exercícios mentais que aumentam o risco de manipulação dos outros e de si mesmo.

Rav sabe que ninguém é confiável no tema da sexualidade porque qualificações morais são ineficazes para conter naturezas. As únicas exceções que ele parece conceder são relativas à própria natureza. As pessoas que conhecem sua excitação podem ficar mais relaxadas. Aquelas que, no entanto, têm propensão a cálculos e cogitações, essas precisam se antecipar para não ultrapassar o ponto de "não retorno".

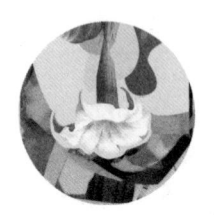

10
Sexo e receptividade

> *Rav Gidel costumava sentar-se junto da Mikva [tanque para banho ritual] com a função de instruir as mulheres sobre as regras de imersão. Os rabinos perguntaram a ele: "Acaso você não tem medo do Impulso ao Mal [a possível excitação de vê-las nuas]?" Rav Gidel respondeu: "Para mim elas [as mulheres] aparecem como um bando de gansas brancas!"*
>
> TALMUDE BR. 20A

Os rabinos se perguntam como Rav Gidel faz para não ficar perturbado diante da nudez das mulheres. Ele relata ser capaz de ver sua simples nudez, as tais "gansas brancas", sem ser afetado pelas dimensões da consciência da sexualidade.

É interessante que as crianças, até determinada idade, também só vejam "gansas e gansos". A receptividade ao sexo é algo que vai se construindo num processo que não depende da puberdade. Uma mistura de ocultamentos e interditos vai trançando uma intrincada relação entre olhar e nudez, a tal ponto que fica nítido o momento em que as "gansas brancas" viram algo intrinsecamente desejável.

Apesar de vários grupos de adultos – de profissionais da saúde a artesãos – trabalharem a nudez nesse lugar sem receptividade, ninguém pode menosprezar sua força. Dizer a um outro gênero que ele é como um "amigo" ou "irmão", como alguém que por qualquer razão possa estar destituído de sexualidade, isso é desprezar algo muito básico de nossa pessoalidade. É parte de nossa identidade sermos ativamente sexuados. Não há civilidade que justifique sermos execrados do mundo erótico por causa de costumes ou mitos. Essa é a recompensa de todas essas roupas que utilizamos: elas nos fazem constantemente erotizados. Vestir-se não é tanto, como poderia parecer, uma tara dos humanos. É que para nós a apropriação, a experiência de apossar-se de si mesmo e ocupar-se da própria identidade é algo profundamente associado à vida.

Esse lugar pertence exclusivamente a nós, humanos. A consciência nos ofereceu o apoderamento de nossa existência, que se conecta diretamente com a energia erótica. Mesmo com suas repressões e patologias, um humano é, provavelmente, a mais erótica das espécies.

Estamos sempre vestidos, leia-se: floridos para atrair. Estamos sempre imaginando e desnudando tudo. Estamos sempre fantasiando e polinizando a rotina. Essa sensibilidade, quase uma irritação, é um estado de excitação permanente. Adentrando em nosso íntimo mais íntimo e mergulhando, por meio de sonhos, no mais íntimo do outro, nos aproximamos do mundo dos deuses por via desse recurso tão mundano que é o corpo – o corpo humano.

Nessa série REFLEXOS E REFRAÇÕES serão retratados os sete signos que formam a constelação simbólica das *Sefirot*, na tradição cabalística. Traduzindo a vida num espectro de manifestações, cada um dos livros, com seu título próprio, vai abordar uma distinta reflexão da existência: o risco, a cura, a alegria, o afeto, o ritmo, o sexo e o poder.

As reflexões, por sua vez, são tratadas em quatro diferentes refrações ou esferas: a física, a emocional, a intelectual e a espiritual.

Cabala e a arte da manutenção da carroça é o livro inaugural da série.